AF371992

Pediatra de pueblo

DRA. MARÍA GASCÓN

Pediatra de pueblo

Guía de salud infantil para padres con dudas,
abuelas con remedios infalibles
y niños con mocos eternos

Grijalbo

Papel certificado por el Forest Stewardship Council®

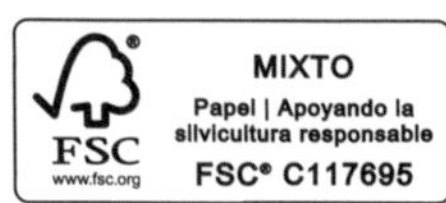

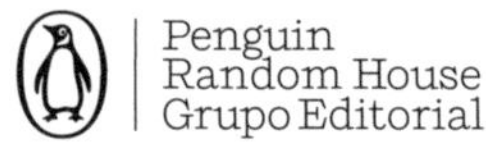

Penguin
Random House
Grupo Editorial

Primera edición: septiembre de 2025

© 2025, María Gascón
© 2025, Penguin Random House Grupo Editorial, S. A. U.
Travessera de Gràcia, 47-49. 08021 Barcelona

Printed in Spain – Impreso en España

ISBN: 978-84-253-6926-1
Depósito legal: B-12.047-2025

Compuesto en M. I. Maquetación, S. L.

Impreso en Gráficas 94 de Hermanos Molina, S. L.
Sant Quirze del Vallès (Barcelona)

GR 6 9 2 6 1

ÍNDICE

En la enfermedad

El aparato respiratorio y las «itis»

Presta atención

INTRODUCCIÓN

Antes de meterme en harina con virus, fiebres e historias rurales, dejadme contaros un poco de dónde vengo, mis orígenes. Soy de Tarancón, un pueblo de Cuenca, y no siempre quise ser pediatra. Pero médico… desde que tengo uso de razón. Y no es de extrañar, porque en mi familia la sanidad no es una vocación, sino un negocio familiar que empezó allá por 1820.

Mi tataratatarabuelo, Saturnino Fernández, fue médico-practicante en mi pueblo (así se llamaba antes a los enfermeros, aunque suene a artista de circo). ¿Había que operar una apendicitis? Ahí estaba. ¿Que alguien necesitaba que le sacaran una muela? También. ¿Atender al ganado? Pues venga. Él lo incluía todo en el mismo lote. Y para rematar hacía sangrías con sanguijuelas. ¡Bendita evolución!

Su hijo, mi tatarabuelo, Luis Fernández, más conocido como «el tío Jabalera», era otro crac de la multitarea. Médico-practicante, ganadero, empresario taurino y hasta dueño de la plaza de toros que había en Tarancón. Vamos, que lo mismo curaba una herida que organizaba una corrida de toros. Lástima que se fuera a la tumba sin dejar por escrito sus pócimas milagrosas para la sarna, el carbunco y la alopecia.

La saga continuó con su hijo Saturnino, el comadrón que ayudó a nacer a más de ocho mil niños y que tiene hasta una calle con su nombre en Tarancón. Sus hermanos: Emiliete, el ganadero; Manolita, la de los quesos en aceite, y el tío Bizco, mi bisabuelo, que se dedicó a la carnicería. Como veis, la sanidad y la alimentación siempre han ido de la mano en mi familia.

Luego vino mi tío abuelo Luisito «el Practicante», cuarta generación de sanitarios. Si eres de Tarancón, seguro que lo recuerdas a él y a sus agujas. Medio pueblo nació gracias a sus manos, y la otra mitad pasó por ellas para curas, inyecciones y demás menesteres.

La quinta generación supuso el desmadre, ya que la mayoría acabaron dedicándose a la sanidad: enfermeros, médicos, matronas, podólogas y hasta psicólogas clínicas. Entre ellas, mi madre, conocida como la Rian, alias «la Pincha». Enfermera y matrona, también llamada «Ojo de Halcón», porque, vena que había, vena que pillaba. Pero si algo la definía era su entrega, incluso acudía a la cafetería con el maletín por si la llamaban para atender un parto. Durante años, trajo al mundo a decenas de bebés a domicilio. ¡Para que luego digan que parir en casa es de modernos!

¿Y dónde se conocieron mis padres? Pues donde han tenido lugar las mejores anécdotas de mi familia: en un centro de salud. Mi padre, Cipriano, era un médico de Casasimarro que llegó a Tarancón y decidió echar raíces. Y así, entre consultas y guardias, comenzó su relación con mi madre. El resto es historia…, y también herencia, porque ahí entro yo, la sexta generación, que también ha seguido la tradición sanitaria.

Aún recuerdo cuando mi padre me llevaba con él a sus guardias y cuando mi madre me contaba historias de partos en mitad de la noche. Entre los dos me enseñaron lo más importante de la medicina, eso que no se aprende en ninguna facultad: la vocación. Esa que, o llevas dentro, o mal vamos. Me enseñaron que ser médico no es solo recetar medicinas, sino también sostener manos, acompañar a quien tiene miedo, abrazar al que lo necesita y, a veces, reconocer con humildad: «No sé lo que tiene, pero haré todo lo posible por descubrirlo». Aprendí a ejercer la medicina a pie de cama y de parto, entendiendo que tan importante es un fármaco como un «Lo estás haciendo bien, tranquilo».

No quiero olvidarme de mis hermanos, que también son parte fundamental de esta saga. Carlos, enfermero comunitario, no solo ha heredado parte del negocio familiar, sino que además es un auténtico chef. Si no está atendiendo a los pacientes, se encuentra creando platos que podrían competir con cualquier restaurante de lujo. Silvia, mi hermana, es matrona. No solo ayuda a traer al mundo a los más pequeños, sino que también tiene un talento oculto, la pintura. Sus manos, tan precisas para recibir a los bebés, son igual de hábiles con los pinceles, y con ellas crea cuadros que dejan sin palabras. Podríamos decir que es una artista dentro y fuera del paritorio.

Con estos antecedentes, lo raro habría sido que me hiciera arquitecta. Estudié Medicina en la Universidad Complutense de Madrid, en el Hospital General Universitario Gregorio Marañón, aunque en realidad mi idea era irme a Albacete. Nunca me ha gustado la gran ciudad, esa sensación de ir por la calle y no conocer a nadie, de entrar en el supermercado y que no te pregunten por tu madre. Pero la pediatría me encontró allí.

Después de seis años de carrera y uno enterrada en apuntes para el mir, elegí la especialidad de pediatría en el Hospital Universitario La Paz. A pesar de querer salir corriendo de Madrid en cuanto pudiera, el destino (o más bien el amor) tenía otros planes. En quinto de carrera conocí a Ramón y, de repente, la idea de escapar dejó de ser tan urgente. Así que allí me quedé, entre el tráfico, las prisas y las bocas de metro atestadas, pero con un buen motivo para hacerlo.

En La Paz, éramos veinte residentes por año, mis Co-R, con los que viví de todo: noches sin dormir, guardias en las que el café se convirtió en un órgano vital, ataques de risa floja a las tres de la mañana en urgencias imitando a mis adjuntos y también momentos duros en los que aprendimos que la medicina no siempre tiene respuestas para todo. Juntos nos convertimos en pediatras, y lo hicimos con los mejores maestros: nuestros pequeños pacientes.

Y en mitad de esa vorágine, durante mi tercer año de residencia, llegó mi hijo Ramón. Como buen descendiente de pediatra, decidió venir al mundo para que entendiera en carne propia lo que es criar a un bebé que no duerme ni de día ni de noche. Acabar la residencia con un recién nacido en brazos fue el mir 2.0: si antes las guardias de veinticuatro horas me parecían duras, pronto descubrí que la verdadera prueba de resistencia se libraba en casa. Pero, aunque el cansancio fuera monumental, Ramón me enseñó desde el inicio a ser mejor pediatra. Porque no hay libro ni manual que iguale la experiencia de vivirlo en primera persona.

Así, trabajé varios años en Madrid, pero mi corazón siempre estuvo en el pueblo. Lo que empezó como un runrún en el fondo de mi cabeza fue creciendo hasta convertirse en certeza: no quería una vida de atascos, prisas y listas de espera interminables. Prefería lo de siempre, lo de casa. Atender a mis pacientes sabiendo que, cuando salieran de consulta, me los volvería a cruzar en la plaza o en la piscina en verano. Quería devolver un poco de lo que la medicina me había dado, pero hacerlo cerca de los míos. Y entonces llegó 2020, la pandemia y mi segundo hijo. Y el momento de volver.

Pero lo que me encontré me dejó pasmada. No solo seguían vivos los mitos que me contaba mi abuela (que «si tiene mocos verdes, necesita antibiótico», que si «los dientes dan fiebre», que si «la prima Puri sabe más que la pediatra»), sino que además habían encontrado nuevas formas de reproducirse. Ahora no venían solo de la abuela o de la vecina del quinto, sino del Whats-

App, de vídeos en TikTok, de foros y grupos de Facebook, del doctor Google y, últimamente, incluso de ChatGPT. Y, claro, una cosa es que la vecina te recomiende ponerle cebolla al lado de la cuna y otra que lo diga una supuesta «experta» en una cuenta con cien mil seguidores.

Fue entonces cuando entendí que tenía que hacer algo. Así que, con más miedo que vergüenza, abrí mi perfil en redes: Pediatra de Pueblo. El nombre se lo debo a mi marido, que me lo dejó claro: «¡No podía ser de otra forma con lo que te gusta tu pueblo!». Y acertó de lleno.

Desde ese día, intento divulgar con humor, ciencia y claridad lo que realmente importa en la salud infantil. Y, por qué no, con un poco de cotidianidad de consulta, porque al final la mejor manera de aprender es con ejemplos reales.

Este libro es una continuación de esa labor. Una especie de consulta ampliada, sin bata blanca, sin prisas y sin números de historia clínica. Un espacio donde puedo detenerme a explicar lo que muchas veces no da tiempo en la consulta: por qué un niño tiene fiebre, qué hacer cuando no duerme, cuándo consultar con tu pediatra y cuándo no hace falta salir corriendo a urgencias. Pero, sobre todo, es un intento de desmontar falsas creencias, aclarar dudas, combatir los bulos y devolverle a la pediatría el sentido común… y el del humor.

Porque si hay algo que me gusta tanto como ser pediatra es ponerle un poco de guasa a los mitos. No para reírnos de nadie, sino para hacerlo con todos y demostrar que muchas veces lo que necesitamos no es más información, sino una forma más sencilla y amable de entender las palabrejas que te suelta el pediatra cuando vas con tu hijo a consulta. Las creencias equivocadas no se quitan con malas palabras ni con tecnicismos, sino con una sonrisa, una buena explicación y, a veces, una anécdota que se te quede grabada más que cualquier clase de medicina.

Este libro está pensado para eso, para que los padres y las madres (y también los abuelos, las tías, los vecinos y quien se apunte) encuentren respuestas claras, desmitificadas y prácticas. No va de juzgar, sino de acompañar. No va de dar lecciones, sino aclaraciones. Porque criar con miedo, dudas y presión externa (no nos vamos a engañar) es bastante difícil ya como para encima tener que enfrentarse a mitos del siglo pasado y a bulos de este.

En cuanto a la estructura del libro, lo he dividido entre salud y enfermedad, porque la relación entre un pediatra y las familias se parece bastante a una de pareja. Los pediatras no solo acompañamos cuando los niños están sanos y crecen, aprenden, comen (más o menos) y duermen (cuando quieren), sino también cuando se ponen malitos, cuando hay dudas, sustos o noches sin dormir. En ambos casos, el pediatra está ahí no solo para curar, sino para acompañar, para dar tranquilidad y para decir «esto es normal» cuando hace falta o «esto hay que mirarlo mejor» cuando es necesario.

Y, sinceramente, es mejor confiar en alguien que conoce bien a tu hijo que en la prima Puri o el doctor Google. La pediatría necesita ciencia, sí, pero también humanidad, sentido común y cercanía. Y de todo esto espero que este libro vaya bien servido.

En la salud

1

«HAY QUE HACERLE UNA ANALÍTICA COMPLETITA» Y 10 COSAS MÁS SOBRE LAS REVISIONES PERIÓDICAS DE SALUD

1. ¿Qué son?

2. ¿Qué finalidad tienen?

3. ¿Hasta qué edad atienden los pediatras?

4. Edades a las que se hacen las revisiones.

5. Lo ideal sería hacer una revisión anual.

6. No es necesario realizar una analítica de sangre rutinaria.

7. ¿Quién las hace?

8. Parámetros que medimos y temas que tratamos en ellas.

9. ¿Qué son los cribados neonatales?

10. Prevención de accidentes.

Marga vino con su hijo David para hacerle la revisión de los 9 años. Antes de empezar, su madre me dijo: «A este niño hay que hacerle una analítica completita».

A lo que yo le respondí: «¿Te preocupa algo de David?, ¿ha perdido peso?, ¿le notas algo para pensar en pedirle una analítica?».

«No, yo lo veo bien, pero es que nunca se ha hecho una y por aprovechar que venimos a la revisión y hacérsela», me respondió.

«Marga, es que no pedimos analíticas porque nunca se haya hecho una, hay que tener un motivo para ello, así que vamos a hablar de distintos temas, a hacer una exploración completa y veo si esa analítica es necesaria».

1. ¿Qué son?

Son las visitas que se realizan de forma sistemática y seriada a lo largo del periodo infantil y de la adolescencia, bien con pediatría, bien con enfermería.

2. ¿Qué finalidad tienen?

Pensarás: «¿Pues cuál van a tener? La revisión general del niño, ¿no?». Pues no solo eso. Además de hacerle una exploración física completa, se administran vacunas, se habla de alimentación, de higiene, de sueño, de prevención de accidentes, se realizan cribados de enfermedades, se desmienten mitos, se resuelven dudas… ¡y mucho más!

Los pediatras no solo estamos para atender a los niños cuando se ponen malitos, sino también para aclarar esas dudas cotidianas que, a veces, nos generan más estrés que un examen de Historia. Así que, si tienes alguna inquietud, pide una cita con tu pediatra, que para eso estamos. ¡No vayas a preguntarle a tu vecina Mari Carmen!

3. ¿Hasta qué edad atienden los pediatras?

Buena pregunta, y difícil de responder. Depende de varios factores. En el centro de salud, se les atiende hasta los 14 años, momento en que pasan al médico de familia (aunque en algunas comunidades autónomas, si así lo deciden pediatra y familia, esto no ocurre hasta los 16).

En las subespecialidades pediátricas, la atención puede extenderse hasta los 16-18 años, dependiendo de las patologías (cáncer, cardiopatías, parálisis cerebral infantil, entre otras).

Lo ideal, y por lo que abogamos los pediatras españoles, es atenderlos hasta los 18 años. ¡Sí, sí! Aunque tenga que subirme a una banqueta para medir a tu hijo por poco que crezca, lo cual no sería difícil debido a mi maravilloso metro sesenta.

La razón principal por la que los niños no siguen yendo al pediatra de los 14 a los 18 años (salvo excepciones) es por la escasez de pediatras de atención primaria que hay en España.

4. Edades a las que se hacen las revisiones

En la actualidad no existe evidencia sobre cuándo y cuántas revisiones son las «óptimas». Todo depende de la comunidad autónoma en la que vivas, de la carga asistencial y, claro está, de las necesidades de cada niño.

Sin embargo, te propongo unas revisiones mínimas para asegurar un cuidado óptimo de tu hijo, tanto en la infancia como en la adolescencia. ¡Lo que viene siendo un «check-up» general! Aquí te expongo las básicas, porque las personalizaciones, como en la moda, también existen en medicina:

Calendario de revisiones

PRIMEROS DÍAS DE VIDA	
15 DÍAS DE VIDA	15 MESES
1 MES	18 MESES
2 MESES	24 MESES
4 MESES	3-4 AÑOS
6 MESES	6 AÑOS
9-10 MESES	9 AÑOS
11 MESES	12 AÑOS
12 MESES	14 AÑOS

5. Lo ideal sería hacer una revisión anual

¿Te has fijado en que la mitad de las revisiones que se hacen a lo largo de la infancia tienen lugar durante el primer año de vida? ¿Qué pasa, que solo es importante el primer año y luego ya están criados?

Lo ideal sería realizar una revisión anual para detectar enfermedades o dolencias prevenibles y, además, para hablar sobre hábitos de vida saludables.

6. No es necesario realizar una analítica de sangre rutinaria

El caso de la mamá de David no es aislado, son muchas las familias que solicitan una analítica de sangre «completita» porque «nunca se ha hecho una» o «para saber si todo está bien». Siento decirte que no es necesario realizar una analítica a todos los críos, pero sí, como ya he comentado, una revisión anual en la que podamos identificar motivos para solicitarla. Y, además, ¿qué quiere decir eso de «completita»? «Una en la que se vea todo», me dicen a veces los padres. Querido lector, no existe el término de «analítica en la que se vea todo». Pediremos unos u otros parámetros en función de lo que sospechemos y queramos buscar y, en todo caso, la decisión de solicitarla, así como su interpretación, dependerán siempre del pediatra de tu hijo.

Motivos para pedir una analítica de sangre

1. ANTECEDENTES DE ENFERMEDADES HEREDABLES (HIPERCOLESTEROLEMIA FAMILIAR, ENFERMEDADES GENÉTICAS...)
2. MOTIVOS DE URGENCIA (INFECCIONES, DESHIDRATACIÓN...)
3. SOSPECHA DE ALERGIA
4. SOSPECHA DE ANEMIA
5. SOSPECHA DE ENFERMEDAD CELIACA
6. SOSPECHA DE ALTERACIONES TIROIDEAS
7. PÉRDIDA DE PESO NO JUSTIFICADA
8. ESTANCAMIENTO DE PESO O TALLA
9. ALTERACIONES DEL DESARROLLO PUBERAL (PUBERTAD RETRASADA O ADELANTADA)
10. SEGUIMIENTO DE ENFERMEDADES CRÓNICAS QUE SE CONTROLEN CON PARÁMETROS ANALÍTICOS

7. ¿QUIÉN LAS HACE?

En general el pediatra, o bien la enfermera si además le tocan vacunas, y lo ideal sería que siempre las realizaran los mismos profesionales. ¿Y por qué es tan importante que sean los mismos? Porque son los que mejor conocen a tu hijo. Un percentil aislado, una lesión puntual, un síntoma que acaba de empezar... no nos dan gran información, sino que es más importante ver la evolución. Por eso, en mi opinión, la toma de decisiones como la derivación a otro especialista o la solicitud de pruebas complementarias (pedir una analítica de sangre, una resonancia magnética…) debería depender del profesional que conoce a tu hijo y no del sustituto que toca ese día y que solo le ha atendido una vez.

8. Parámetros que medimos y temas que tratamos en ellas

Contenido de las revisiones de salud desde recién nacido hasta los 18 meses

- PROMOCIÓN Y APOYO A LA LACTANCIA MATERNA
- REPASO DE TÉCNICA DE LACTANCIA ARTIFICIAL
- ALIMENTACIÓN SALUDABLE
- PREVENCIÓN DEL TABAQUISMO PASIVO
- PREVENCIÓN DEL SÍNDROME DE MUERTE SÚBITA DEL LACTANTE
- PREVENCIÓN DE ACCIDENTES EN EL HOGAR Y LESIONES POR ACCIDENTE DE TRÁFICO
- SALUD BUCODENTAL
- PROTECCIÓN SOLAR
- CRIBADO NEONATAL
- SUPERVISIÓN DEL CRECIMIENTO: PESO, TALLA Y PERÍMETRO CRANEAL
- DETECCIÓN DE MALTRATO
- CRIBADO DE TRASTORNOS DEL DESARROLLO PSICOMOTOR
- CRIBADO DE TRASTORNOS VISUALES
- CRIBADO DE HIPOACUSIA (SORDERA)
- CRIBADO DE CRIPTORQUIDIA*

---

* Criptorquidia: se produce cuando uno o ambos testículos no descienden completamente al escroto como deberían, por lo que el pediatra no podrá sentirlos dentro del escroto durante la revisión.

- CRIBADO DE DEC*
- DETECCIÓN DE PATOLOGÍA BUCODENTAL
- CRIBADO DE FERROPENIA**
- PROFILAXIS CON VITAMINAS Y OLIGOELEMENTOS
- VACUNACIONES

Contenido de las revisiones de salud desde los 2 hasta los 18 años

- ALIMENTACIÓN SALUDABLE
- PREVENCIÓN DE TABAQUISMO PASIVO Y ACTIVO
- CONSEJO DE ACTIVIDAD FÍSICA Y EJERCICIO
- PREVENCIÓN DE ACCIDENTES DENTRO Y FUERA DEL HOGAR
- HIGIENE BUCODENTAL
- PROTECCIÓN SOLAR
- CONSEJO SOBRE PREVENCIÓN DE ITS*** Y EMBARAZO NO DESEADO
- PREVENCIÓN DEL CONSUMO DE ALCOHOL O DROGAS
- EVALUACIÓN PSICOMOTORA DE LA ADAPTABILIDAD ESCOLAR Y SOCIAL
- SUPERVISIÓN DEL CRECIMIENTO: PESO Y TALLA
- CRIBADO DE OBESIDAD
- DETECCIÓN DE MALTRATO
- CRIBADO DE TRASTORNOS VISUALES
- CRIBADO DE HIPOACUSIA
- CRIBADO DE HIPERTENSIÓN ARTERIAL
- DETECCIÓN DE PATOLOGÍA BUCODENTAL

---

* DEC (displasia evolutiva de caderas): cuando hay DEC, la cadera no se forma correctamente y la cabeza del fémur no encaja bien en la cavidad de la pelvis. Si no se detecta a tiempo, puede causar problemas, por lo que es importante revisar las caderas en las revisiones periódicas sanitarias.

** Ferropenia: se refiere a la falta de depósitos de hierro en el cuerpo. Algunos bebés, como los que nacen de forma prematura, pueden estar en riesgo de tenerla.

*** ITS: infecciones de transmisión sexual.

- **CRIBADO DE DISLIPEMIA***
- **CRIBADO DE INFECCIONES (TUBERCULOSIS EN GRUPOS DE RIESGO)**
- **PROFILAXIS CON OLIGOELEMENTOS**
- **VACUNACIONES**

Infografías adaptadas de «Guía de actividades preventivas por grupos de edad», en *Recomendaciones PrevInfad/PAPPS*.

Estos son los contenidos en líneas generales. Sin embargo, cada profesional tiene su propio sistema en cuanto a los temas que abordar en cada una de las revisiones y cómo llevar a cabo la exploración física. Además, si el día de la revisión tu peque tiene fiebre, también tratará ese motivo en la consulta.

Como puedes ver, se realizan muchas más cosas que pesar, medir y ponerle las vacunas a tu hijo.

9. ¿Qué son los cribados neonatales?

Actualmente existen tres tipos de cribados neonatales:

- **Cribado metabólico:** es lo que todo el mundo llama «la prueba del talón». Consiste en tomar una muestra de sangre, bien del talón, bien de una vena, a las cuarenta y ocho o setenta y dos horas de vida. Con esa sangre se buscan enfermedades metabólicas, endocrinas o neurológicas que puedan afectar al funcionamiento del organismo. ¿Y para qué sirve? Para detectar a tiempo problemas que podrían alterar el desarrollo del bebé y poner tratamiento cuanto antes, ya sea un medicamento, una dieta especial o lo que toque. Así se evitan las consecuencias de estas enfer-

---

* Dislipemia: es la alteración de los niveles de lípidos (grasas) en sangre (fundamentalmente colesterol y triglicéridos).

medades: fallo de algunos órganos (hígado, pulmones, corazón), retraso mental, problemas de crecimiento… Sé que es una injusticia, pero las enfermedades que se detectan en esta prueba dependerán de la comunidad autónoma en la que vivas.

• **Cribado auditivo:** es una prueba muy importante que se hace antes de que el recién nacido se vaya a casa. Sirve para detectar la sordera profunda desde el nacimiento.

Gracias a esta detección precoz, se favorece un adecuado desarrollo del lenguaje incluso antes de que tu peque diga su primer «mamá».

Existen dos formas de hacer este cribado y, tranquilo, ninguna duele ni molesta:

○ **Otoemisiones acústicas:** se coloca una especie de miniaudífono en la oreja del bebé que emite sonidos y recoge cómo responde la parte interna del oído (la cóclea, para los amantes de los tecnicismos).

○ **Potenciales evocados:** se ponen en la cabecita del bebé unos sensores que registran las señales eléctricas que genera el oído y el cerebro al escuchar el sonido a través de unos auriculares.

• **Cribado de cardiopatías congénitas:** esta es otra prueba importantísima que se hace durante las primeras horas de vida. Consiste en medir la saturación de oxígeno en la sangre con un aparatito llamado pulsioxímetro, que se coloca normalmente en el pie del recién nacido. Es un método eficaz, barato, no invasivo y, lo mejor de todo, los peques ni se enteran. Detecta a tiempo algunas cardiopatías congénitas (problemas en el corazón presentes desde el nacimiento) que pueden no dar la cara en esos primeros días, pero que conviene controlar desde el principio.

10. PREVENCIÓN DE ACCIDENTES

La Organización Mundial de la Salud (OMS) propone que dejemos de hablar de «accidentes» y empecemos a sustituirlo por «lesiones no intencionadas». ¿Por qué? Porque los accidentes parecen cosas del azar, inevitables, como si no pudiéramos hacer nada, pero la realidad es que muchas de estas situaciones se pueden prevenir.

Este no es un tema menor, en la Unión Europea, las lesiones no intencionadas son la primera causa de muerte infantil entre los 5 y los 18 años. Por eso, en las revisiones periódicas sanitarias se insiste en este tema. Aquí van algunos ejemplos con su correspondiente medida de prevención:

- Caídas y precipitaciones → No usar tacatacas o andadores.
- Atragantamientos o sofocaciones → No ofrecer frutos secos enteros hasta los 5-6 años (ni aunque tu peque mastique como un tiburón blanco).
- Ingestión de cuerpos extraños → No dejar a su alcance objetos pequeños y llamativos como monedas, pilas o piezas de juguete.
- Quemaduras → No dejar la cocina encendida sin vigilancia.
- Intoxicaciones → Guardar los productos de limpieza y los medicamentos fuera de su alcance.
- Mordeduras → No dejar que toquen a perros que no conocemos.
- Picaduras → Conocer las medidas para prevenirlas y usar los repelentes adecuados.
- Ahogamientos → No quitarles el ojo de encima si hay agua cerca, aunque sepan nadar o sea solo una bañera con un palmo de agua.
- Traumatismos → Usar casco cuando monten en bici o patinete.

- Accidentes de tráfico → Utilizar siempre sistemas de retención infantil homologados y adaptados a su talla y peso.

David tenía unos hábitos de vida estupendos: se alimentaba bien, mantenía una buena higiene, dormía como un lirón, jugaba al fútbol cuatro o cinco días a la semana (aparte del deporte que hacía en el cole), iba contento a clase, se llevaba fenomenal con sus compañeros, sacaba buenas notas, se ponía enfermo poco, su crecimiento y desarrollo iban por buen camino y no había antecedentes familiares que me hicieran pensar que necesitaba una analítica de sangre. Así que aquel día le dije a Marga: «David está estupendo y no necesita que le desangremos sin motivo alguno».

«ARROPA BIEN AL NIÑO PARA QUE NO PASE FRÍO» Y 10 COSAS MÁS SOBRE EL SÍNDROME DE MUERTE SÚBITA DEL LACTANTE

1. ¿Qué es el síndrome de muerte súbita del lactante (SMSL)?

2. ¿Por qué ocurre?

3. ¿Qué bebés tienen mayor riesgo de sufrirlo?

4. ¿Cuándo es más frecuente?

5. Acostar al bebé bocarriba: la medida más importante de prevención.

6. La lactancia materna: un factor protector clave.

7. ¿Cómo y dónde tiene que dormir el bebé?

8. ¿Es seguro el colecho?

9. El chupete: ¿realmente ayuda a prevenir el SMSL?

10. Otros factores relacionados con el SMSL.

Ana llegó a la consulta con Moncho, su bebé de 2 meses, para su revisión rutinaria. Al preguntarle sobre el sueño y dónde dormía el bebé, me llevé una gran sorpresa con su respuesta: «María, desde que nació Moncho hace ruiditos mientras duerme y respira fuerte. Así que, para poder descansar, decidimos cambiar la cuna a su habitación. Lo arropamos bien, lo ponemos bocabajo y todos dormimos plácidamente. ¡No dice ni pío en toda la noche! ¡Es un bendito!».

A lo que yo respondí: «Lamento decirte que esa rutina tienes que cambiarla. Poner a dormir a tu bebé bocabajo, dejarlo en otra habitación (sobre todo durante los primeros 6 meses) o abrigarlo demasiado está completamente desaconsejado porque aumenta el riesgo de síndrome de muerte súbita del lactante».

Vi cómo el color de su cara cambiaba al blanco de la pared y comprendí que no había oído nunca hablar de este síndrome.

1. ¿Qué es el síndrome de muerte súbita del lactante (SMSL)?

Se considera SMSL la muerte repentina de un bebé menor de un año, si después de haberle hecho todas las pruebas posibles para entender qué pasó el fallecimiento permanece inexplicado. Es la primera causa de muerte en bebés después del primer mes de vida en países desarrollados.

2. ¿Por qué ocurre?

Aunque aún no hay una respuesta definitiva, se han propuesto varias hipótesis. Se cree que el SMSL puede estar relacionado con un defecto en la «autorresucitación» durante el sueño, esto es que el centro respiratorio del cerebro del bebé no consigue darle la señal para que respire otra vez cuando lo necesita. También se ha hablado de que los bebés podrían estar inhalando de nuevo el aire que han exhalado (lo que no les deja suficiente aire fresco y rico en oxígeno). Además, se barajan otras posibles causas como factores genéticos o infecciones en bebés con un sistema inmunológico alterado.

Por si esto fuera poco, no todos los países tienen la misma tasa de incidencia. En lugares como Australia, Nueva Zelanda o Irlanda del Norte, la tasa es más alta (3-7 casos por cada mil nacidos vivos), mientras que en países como China, Japón y Suecia es mucho más baja (0,05-1 caso por mil nacidos vivos). En España estamos en una tasa intermedia (1-3 casos por mil nacidos vivos) que se mantiene bastante estable. Sé lo que estás pensando: «¿Todo esto qué me importa?». Hazme caso, es fundamental porque la distinta incidencia del síndrome según el lugar en el que vivamos podría tener una explicación, pero aún no la sabemos con certeza.

3. ¿QUÉ BEBÉS TIENEN MAYOR RIESGO DE SUFRIRLO?

El SMSL afecta a los bebés más pequeños, especialmente a los menores de 6 meses, siendo los 2-3 meses la franja de mayor riesgo. Además, tiene más probabilidades de ocurrir en varones, bebés que no son de raza blanca, aquellos nacidos prematuros o con bajo peso o incluso en embarazos múltiples (gemelos, mellizos, trillizos…). Y, si además ha habido un hermano o un primo que sufrió el SMSL, el riesgo aumenta un poquito más.

4. ¿CUÁNDO ES MÁS FRECUENTE?

El SMSL se presenta con mayor frecuencia por la noche, de ahí que a veces se le llame «muerte súbita nocturna». La gran mayoría de los casos ocurren entre la medianoche y las nueve de la mañana, mientras los peques están dormiditos. Y, si pensabas que el clima no tenía nada que ver, te sorprenderá saber que es más común en los meses fríos y húmedos, con una incidencia casi el doble que en los cálidos y secos. ¡El frío a veces tiene su papel!

5. Acostar al bebé bocarriba: la medida más importante de prevención

Sin lugar a duda, el gran hallazgo que permitió reducir drásticamente la mortalidad por SMSL fue el descubrimiento de que acostar a los bebés bocarriba previene el riesgo de este síndrome. ¡Así de simple!

Seguro que te preguntas cómo dormías tú. Si naciste antes de 1992, como yo, te aseguro que te ponían bocabajo y bien arropado (bueno, nací en Cuenca, así que quizá en Sevilla, en pleno agosto, no te arropaban tanto). Fue en ese año cuando comenzaron las campañas preventivas para informar a padres y cuidadores sobre cómo prevenir el SMSL. Los países que se unieron a estas recomendaciones, como España, vieron una caída espectacular en las tasas de mortalidad.

Es cierto que los bebés que duermen bocarriba descansan un poquito menos y tienen más despertares (como le pasaba a Moncho), pero ¡es la postura que debe recomendarse!

Ahora, si tu bebé es un torbellino y no para de moverse como si estuviera bailando el «Waka Waka» y ya sabe darse la vuelta, no te preocupes. Si ya hace la croqueta o el pino puente en la cuna, eso significa que está preparado para girarse y levantar la cabecita para respirar si fuera necesario.

«¿Y si lo pongo de lado?». ¡Nada de eso! La postura de lado también aumenta el riesgo de SMSL, porque puede dificultar más la respiración y, además, ponerse bocabajo con más facilidad.

«¿Y si está despierto?». Sí, entonces puedes ponerlo bocabajo, pero solo cuando está despierto y vigilado. Es el famoso *tummy time*, que no solo favorece el desarrollo psicomotor del bebé, sino que también previene la plagiocefalia (esa cabecita plana que puede aparecer en los bebés que pasan mucho tiempo tumbados).

6. LA LACTANCIA MATERNA: UN FACTOR PROTECTOR CLAVE

Numerosos estudios han demostrado que los bebés alimentados con lactancia materna tienen menos riesgo de sufrir SMSL. Y no solo eso, sino que disminuye aún más si la toman de forma exclusiva.

7. ¿CÓMO Y DÓNDE TIENE QUE DORMIR EL BEBÉ?

Aunque creas que un colchón mullido es lo mejor, lo ideal es que sea firme, plano y sin inclinación. Evita objetos sueltos en la cuna como peluches, almohadas, cojines, mantas o chichoneras. Usa sábanas ajustables y la ropa de cama adecuada para la superficie. No reutilices esas sábanas de cama grande que te regaló tu abuela, porque el sobrante podría taparle la cara al bebé.

Evita el sobrecalentamiento, el calor o el arropamiento excesivo. Sé que la tentación de poner la calefacción nivel Mordor es grande, pero una temperatura ambiental de 20-22 ºC es la ideal. En cuanto al gorrito que le tejió tu tía Paqui, las nuevas guías de SMSL solo lo recomiendan durante las primeras horas de vida, no cuando se encuentra en casa o a cubierto.

Además, dormir en la misma habitación que los padres durante los 6 primeros meses reduce el riesgo de sufrir SMSL, y algunas sociedades pediátricas (como la Academia Estadounidense de Pediatría) sugieren extender este tiempo hasta los 12 meses de vida.

8. ¿Es seguro el colecho?

A lo largo de los años, el colecho y su relación con el SMSL ha sido un tema controvertido. Desde mi punto de vista, el colecho debe ser una opción personal, que cada familia elija según sus deseos o su cultura, ya que promueve el vínculo afectivo y favorece el mantenimiento de la lactancia materna, lo cual protege al bebé del SMSL.

La evidencia científica actual nos dice que si se practica de forma segura el colecho no aumenta el riesgo de SMSL. Si decides colechar con tu bebé, ya sea por elección propia o por supervivencia (porque es la única forma de evitar «el síndrome de la cuna de pinchos», esos que no se ven, pero que en cuanto acuestas a tu bebé en la cuna lo despiertan), es importante hacerlo de la manera más segura posible.

No se recomienda colechar con bebés menores de 3 meses que nacieron de forma prematura o con bajo peso ni en superficies blandas (sofás, sillones o colchones de agua). Tampoco es seguro si los padres consumen tabaco (aunque no lo hagan en la cama), alcohol, drogas o fármacos sedantes o en situaciones de cansancio extremo, como el posparto inmediato. Además, no es recomendable colechar con otras personas que no sean los padres, como hermanos o mascotas.

Y, si solo consigues que se duerma en la silla del coche, recuerda que, aunque en ocasiones se ha asociado con el SMSL, durante el viaje el beneficio de ir en su sistema de retención sigue siendo más importante que el riesgo. Eso sí, ¡fuera del coche mejor que duerma como te he detallado!

9. EL CHUPETE: ¿REALMENTE AYUDA A PREVENIR EL SMSL?

El uso del chupete durante el sueño previene el SMSL, aunque no se conoce del todo su efecto. Si el bebé lo expulsa, no hace falta volver a ponerlo, y, si no lo acepta, no estés erre que erre para que lo coja. Evita usar cadenas o hilos que puedan estrangularlo.

10. OTROS FACTORES RELACIONADOS CON EL SMSL

Factores preventivos:

- Control ginecológico durante embarazo, parto y posparto.
- Las vacunaciones parecen reducir el riesgo.
- Difundir estas recomendaciones entre el personal, las familias, los cuidadores y las empresas de productos para el sueño de bebés, además de los medios de comunicación.

Factores que aumentan el riesgo:

- Madres que fuman durante el embarazo o después del parto o que consumen otras drogas (alcohol, cannabis, etcétera).
- Exponer al bebé al humo del tabaco (no fumes nunca cerca de un niño, sobre todo en espacios cerrados).

«¿Y si monitorizo al bebé?». No existe suficiente evidencia para recomendar la monitorización rutinaria en bebés de alto riesgo (familias con antecedentes de SMSL, prematuros, gemelos…).

Los médicos no siempre tenemos grandes momentos a lo Meredith Grey, pero nuestros consejos o recomendaciones pueden salvar muchas vidas. Por eso, no solo es importante tratar enfermedades, sino prevenirlas. «Mejor prevenir que curar» o, en este caso, «mejor prevenir que lamentar», ¿no?

3

«LAS VACUNAS PRODUCEN AUTISMO» Y OTRAS 10 COSAS MÁS SOBRE LAS VACUNAS

1. ¿Cuándo surgió y cuál fue la primera vacuna?

2. Las vacunas salvan vidas y mejoran la salud pública.

3. Son efectivas.

4. Son seguras.

5. Calendario de vacunación a lo largo de toda la vida.

6. Previenen infecciones.

7. Ayudan a erradicar enfermedades.

8. Previenen ciertos tipos de cáncer y enfermedades degenerativas.

9. Son un derecho que no deberíamos negar a ningún niño.

10. ¿Qué es el efecto rebaño?

Jimena vino a la revisión de los 2 meses con su bebé y, nada más entrar por la puerta, sin paños calientes, me dijo: «María, no le voy a poner las vacunas a Ernestito porque he leído que llevan metales pesados y pueden causar autismo. Además, prefiero que desarrolle él solo su inmunidad natural. ¡Que vaya porrón de vacunas de una vez! Vete tú a saber si nos meten un chip al ponérnoslas».

«Jimena, ¿dónde has leído eso? ¿Has buscado fuentes de información fiables y actualizadas? Porque me acabas de soltar una retahíla de mitos y mentiras considerable. Voy a explicarte qué son las vacunas, desmentir toda esa sarta de frases de *cuñao* y darte fuentes científicas que corroboran todo lo que te voy a contar», le dije aquel día.

1. ¿Cuándo surgió y cuál fue la primera vacuna?

El 14 de mayo de 1796, Edward Jenner administró la primera vacuna. Tomó material de una lesión de viruela de una ordeñadora de vacas y lo inyectó en el brazo de un niño de 8 años, quien no desarrolló la enfermedad. Fue en 1881 cuando Louis Pasteur acuñó el término «vacuna» en honor a la investigación con las vacas de Jenner.

2. Las vacunas salvan vidas y mejoran la salud pública

Según la OMS, la inmunización previene entre 3,5 y 5 millones de muertes anuales por enfermedades como la gripe, el sarampión o la difteria, y son un pilar fundamental para contribuir a la salud de la población.

3. Son efectivas

Para que una vacuna se apruebe y se administre debe haber demostrado una eficacia superior al 50 % en ensayos clínicos controlados. ¿Y qué quiere decir eso? En el ensayo se crean dos grupos similares: a uno se le da la vacuna y al otro, el placebo. Es importante que ni el investigador ni los participantes sepan qué están recibiendo. La vacuna tiene que reducir el riesgo de enfermar al menos un 50 % en comparación con el grupo del placebo.

4. Son seguras

Todos los medicamentos, pero en especial las vacunas, son sometidos a rigurosos controles y estudios de seguridad y calidad antes de poder administrarse a la población. Además, tanto su seguridad como su efectividad se vigilan de forma continua cuando ya se está haciendo uso de ellas.

¿Crees que te recomendaría algo que va en contra del juramento hipocrático y que hiciera daño a tu peque? Uno de los pilares de este juramento, que pronunciamos todos los médicos al terminar la carrera, es el *primum non nocere*, «primero, no hacer daño», traducido del latín, es decir, en primer lugar no te hago empeorar y luego ya veo cómo puedo ayudarte o sanarte. En relación con la seguridad de las vacunas, a continuación desmentiremos alguno de los mitos que me dijo aquel día Jimena:

- **«Las vacunas llevan metales pesados como el mercurio o el aluminio».**
Ninguna de las vacunas que se administran en España contiene mercurio ni sus derivados. ¿No comes atún rojo o emperador, que incluyen mercurio en su composición? En cuanto al

aluminio, que sí contienen algunas vacunas, son cantidades mínimas y seguras, y convivimos con él a diario, puesto que se encuentra en verduras o en el agua que consumimos. De hecho, la cantidad presente en los alimentos es mayor.

- **«Las vacunas producen autismo».**

Totalmente falso, este mito procede de un estudio de 1998 que se desacreditó y retiró. Desde entonces, numerosos estudios de alta calidad, con cientos de miles de niños en distintas partes del mundo, han demostrado sin lugar a dudas que no existe ninguna relación causal entre las vacunas y el autismo.

- **«Tantas vacunas a la vez sobrecargan el sistema inmune y es peligroso».**

Todos los días nuestro organismo combate miles de gérmenes que entran en tropel. ¿Crees que nuestro sistema inmune no puede contra los antígenos que contienen las vacunas en las que van bien organizaditos? Las vacunas son una chuchería para el sistema inmune de un niño sano.

- **«Con las vacunas nos inyectan un chip».**

Siento no verle la lógica por ningún sitio a esta creencia. No necesitan inyectarnos nada cuando llevamos con nosotros un móvil a todas partes con el que poder localizarnos.

5. CALENDARIO DE VACUNACIÓN A LO LARGO DE TODA LA VIDA

Hay que desterrar la idea de que la vacunación es solo «cosa de niños», como me dicen algunas familias. Las vacunas se ponen a lo largo de toda la vida. Personas con enfermedades crónicas, la inmunidad afectada o más propensas a sufrir infecciones, como los ancianos o las embarazadas, deben vacunarse con mayor frecuencia. También si viajas a zonas con otras enfermedades (por ejemplo, la fiebre amarilla) o necesitas dosis de refuerzo por pérdida de inmunidad, como ocurre con la vacuna anual de la gripe. El calendario de vacunación cambia constantemente: cada año, cada trimestre y depende de la comunidad autónoma en la que vivas.

Puedes consultar el calendario de inmunizaciones propuesto cada año por el Comité Asesor de Vacunas de la Asociación Española de Pediatría, así como el calendario de tu comunidad autónoma para estar al día de las novedades aquí:

www.vacunasaep.org

6. Previenen infecciones

Previenen infecciones causadas tanto por virus (gripe, sarampión, rubéola, parotiditis, varicela o gastroenteritis por rotavirus) como por bacterias (difteria, tétanos, tosferina, neumonía o meningitis). «Pero ¿no es mejor la inmunidad natural que producen estas infecciones que la que inducen las vacunas?», como me dijo la mamá de Ernestito. Tener una enfermedad puede darte inmunidad, pero las vacunas crean una inmunidad más duradera y sin los riesgos de las complicaciones graves que algunas enfermedades traen consigo.

Aún recuerdo cuando tuvimos la varicela en casa; los tres hermanos fuimos cayendo uno tras otro. Mi pobre hermana lo pasó fatal, se rascaba más que un oso en un campo de abejas. Ojalá hubiera existido la vacuna, que no estuvo disponible en las farmacias españolas hasta 2004. Si hubiéramos estado vacunados, no la hubiésemos cogido (como ocurre hoy en día) o la habríamos pasado «sin fus ni mus».

7. Ayudan a erradicar enfermedades

La viruela fue la primera enfermedad contra la que se aplicó una vacuna, y también la primera en erradicarse por completo. Otras enfermedades, como la poliomielitis, están cerca de su erradicación y, gracias a las vacunas, se ha controlado la transmisión de enfermedades como la rubéola, el sarampión o la tosferina.

8. Previenen ciertos tipos de cáncer y enfermedades degenerativas

¿Sabías que las vacunas también previenen algunos tipos de cáncer? Por ejemplo, la vacuna contra el virus del papiloma humano protege frente al cáncer de cuello uterino en mujeres y de pene en hombres, y en ambos sexos frente al orofaríngeo y anal. También la vacuna frente al virus de la hepatitis B protege del cáncer de hígado. Además, algunas vacunas, como la del sarampión, pueden prevenir enfermedades degenerativas del sistema nervioso.

9. Son un derecho que no deberíamos negar a ningún niño

En España, la mayoría de las vacunas están financiadas por el sistema nacional de salud. La decisión de vacunar a los niños nos corresponde a los padres; sin embargo, en mi opinión, es un derecho del que no deberíamos privar a ningún niño. No hay ninguna razón para que un peque padezca secuelas irreversibles (como una sordera a causa de una meningitis) o que incluso muera por una de las enfermedades que previenen las vacunas que tenemos disponibles.

10. ¿QUÉ ES EL EFECTO REBAÑO?

La inmunidad de rebaño o de grupo se refiere al hecho de que si en una comunidad la gran mayoría son inmunes a una infección, porque están vacunados frente a ella, es más difícil que esa infección se contagie en esa población.

En España, gracias a que la cobertura vacunal de la población es alta, casi resulta inexistente la circulación de algunas infecciones, como por ejemplo la rubéola, y es muy difícil contraerlas, aunque no estés vacunado. No se correría la misma suerte si viviéramos en países en los que no se tiene acceso a la vacunación o si la mayoría no vacunáramos a nuestros hijos.

«¡Madre mía, María, todo lo que hacen las vacunas! Ernestito no se merece que le niegue ese derecho. Voy a leer al respecto en las páginas que me has recomendado y la semana que viene vuelvo», me dijo Jimena ese día. A la semana siguiente, tras informarse, estuvo de acuerdo en que le pusiéramos las vacunas a su bebé.

Otras fuentes bibliográficas donde puedes conseguir más información sobre vacunas:

- Centers for Disease Control and Prevention (CDC).
- Organización Mundial de la Salud (OMS).
- National Institutes of Health (NIH).
- Cochrane Library.

«¡MÁNDALE ALGO PARA SUBIRLE LAS DEFENSAS!» Y 10 COSAS MÁS PARA PREVENIR INFECCIONES EN TU PEQUE

1. ¿Cuántas infecciones se consideran normales?
2. ¿Cuánto dura cada infección?
3. Factores que influyen en la producción de infecciones.
4. Signos de alarma con las infecciones de tu peque.
5. Las vacunas: la mejor barrera frente algunas infecciones.
6. Una adecuada higiene de manos ayuda a prevenirlas.
7. El tabaco también enferma a tu peque.
8. Otras medidas preventivas.
9. No existe un jarabe para prevenir las infecciones.
10. ¿Es necesario suplementar a los peques con vitaminas?

Un día de marzo una mamá acudió con su hijo Jaime a consulta. El niño tenía 2 años y había empezado en septiembre la escuela infantil. La mamá me dijo: «María, es que no se había puesto nunca malo, pero desde que ha empezado la escuela infantil venimos a verte casi todas las semanas por algo, si no es fiebre, es tos, y esos mocos que no se le van. ¿Es normal que se ponga malo tantas veces? ¿No habrá algo para subirle las defensas? ¿Y si me mandas unas vitaminas?».

1. ¿Cuántas infecciones se consideran normales?

Antes de que te cuente nada es necesario que integres esta idea clave:

**LOS MOCOS SE COGEN EN SEPTIEMBRE
Y SE SUELTAN EN JUNIO.**

Las infecciones son la causa más frecuente de consulta en pediatría, y no siempre es fácil trazar la línea entre lo «normal» y lo que puede requerir algún estudio complementario. Pero vayamos con calma: la gran mayoría de los niños que encadenan una infección tras otra están sanos.

Más que contar cuántas veces se ha puesto malo tu hijo, a los pediatras nos preocupa sobre todo cómo se pone enfermo. Es decir, si ha necesitado ingresos o antibióticos con frecuencia, si se han visto afectados varios órganos o sistemas, si ha tenido infecciones graves, cómo ha respondido al tratamiento, qué tipo de germen ha estado implicado, etcétera.

A grandes rasgos, entre los peques en edad de asistir a la escuela infantil y los que están en los primeros años de colegio son comunes:

¿Cuántas infecciones son habituales en un niño?

- 6–8 INFECCIONES RESPIRATORIAS DE VÍAS ALTAS AL AÑO (CATARRO, FARINGITIS, LARINGITIS, AMIGDALITIS...) HASTA 10–12 EN PEQUES QUE ACUDEN A LA ESCUELA INFANTIL O LO HACE SU HERMANO O SON FUMADORES PASIVOS
- 2 GASTROENTERITIS AGUDAS AL AÑO
- HASTA 6 EPISODIOS DE OTITIS MEDIA AGUDA AL AÑO

2. ¿CUÁNTO DURA CADA INFECCIÓN?

La duración de la infección dependerá tanto del tipo que sea como del niño. En general, cada proceso suele durar unos ocho días de media, aunque en algunos casos puede alargarse hasta quince días y seguir siendo completamente normal.

Echemos un vistazo a las infecciones que ha tenido Jaime desde septiembre: 5 catarros, 2 laringitis, 1 faringitis vírica, 1 gastroenteritis aguda y 2 otitis medias agudas.

Total: 11 procesos × 8 días de media = aproximadamente 90 días enfermo en 7 meses.

Por eso tienes la sensación de que siempre está enfermo y con más mocos que un caracol en un día de lluvia.

3. Factores que influyen en la producción de infecciones

> **Factores que influyen en la producción de infecciones**

- ETNIA Y GENÉTICA
- HIGIENE
- ALIMENTACIÓN VARIADA
- CONDICIONES SOCIOECONÓMICAS
- SI ACUDE A ESCUELA INFANTIL O LO HACE UNO DE SUS HERMANOS
- DERMATITIS ATÓPICA (LOS PEQUES CON DERMATITIS ATÓPICA TIENEN ALTERADA LA BARRERA DE LA PIEL Y SON MÁS PROPENSOS A TENER INFECCIONES)
- EXPOSICIÓN AL HUMO DEL TABACO
- LACTANCIA MATERNA
- VACUNACIÓN

4. Signos de alarma con las infecciones de tu peque

Es importante estar atento a ciertos signos de alarma que pueden indicar que no es una situación habitual. Si te encuentras ante alguno de estos signos, no dudes en consultar con tu pediatra.

Signos de alarma con las infecciones de tu peque

1. 8 O MÁS OTITIS MEDIAS AGUDAS AL AÑO
2. 2 O MÁS SINUSITIS O NEUMONÍAS EN UN AÑO
3. 2 O MÁS SEPSIS O MENINGITIS O 1 INVASIVA (MÁS GRAVE)
4. 2 O MÁS MESES DE ANTIBIÓTICO CON POCO EFECTO
5. NECESIDAD DE ANTIBIÓTICO INTRAVENOSO O INGRESO PARA CURACIÓN
6. HONGOS EN LA BOCA (MUGUET) REPETIDOS EN NIÑOS DE MÁS DE 1 AÑO
7. MUCHAS INFECCIONES DE PIEL Y ABSCESOS
8. INFECCIONES POR GÉRMENES QUE NORMALMENTE NO PRODUCEN ENFERMEDADES EN PERSONAS SANAS
9. COMPLICACIONES DE VACUNAS DE VIRUS VIVOS
10. INMUNODEFICIENCIAS EN LA FAMILIA
11. AUTOINMUNIDAD INEXPLICADA
12. LINFOCITOS BAJOS (UN TIPO DE GLÓBULOS BLANCOS)
13. NO COGEN PESO O NO CRECEN

5. LAS VACUNAS: LA MEJOR BARRERA FRENTE ALGUNAS INFECCIONES

No voy a profundizar en este tema, ya que hemos dedicado un capítulo completo a las vacunas, pero recuerda:

LAS VACUNAS SALVAN VIDAS.

6. Una adecuada higiene de manos ayuda a prevenirlas

Lavar las manos con agua y jabón es una rutina sencillísima y muy efectiva para prevenir infecciones. Recuerda hacerlo siempre que haya suciedad visible (lo cual, entre nosotros, suele ocurrir varias veces al día, si no casi todo el tiempo) y, especialmente, antes de comer. Lo ideal es instaurar esta rutina desde que son pequeños. Así, seguro que, si algún día se te olvida, serán ellos los que no dudarán en recordártelo.

7. El tabaco también enferma a tu peque

Según la Clínica Universidad de Navarra, «el humo que inhala el fumador pasivo contiene hasta tres veces más nicotina y alquitrán y hasta cinco veces más monóxido de carbono que el que aspira el propio fumador». ¿Cómo te quedas? Yo aluciné cuando lo supe, no imaginaba que pudiera ser tan dañino. Si exponemos a un niño durante una hora al día al humo del tabaco, le estaremos dando de fumar dos o tres cigarrillos al día, lo que generará irritación de sus vías respiratorias (tos, mocos) y de sus ojos. Los peques sometidos al humo del tabaco tienen entre un 20 y un 30 % más de riesgo de padecer una enfermedad coronaria, cáncer de pulmón, asma e infecciones respiratorias y hasta un 50 % más de riesgo de padecer otitis, catarros, etcétera.

8. OTRAS MEDIDAS PREVENTIVAS

Otras medidas que previenen las infecciones

- ALIMENTACIÓN VARIADA RICA EN FRUTAS Y VERDURAS
- LACTANCIA MATERNA PROLONGADA
- HORAS DE DESCANSO ADECUADAS
- EJERCICIO FÍSICO DIARIO
- RESPETAR LOS PERIODOS DE CONTAGIO Y RECUPERACIÓN. SI FORZAMOS EL RETORNO AL MEDIO ESCOLAR, NO DARÁ TIEMPO A QUE TERMINEN DE RECUPERARSE

9. NO EXISTE UN JARABE PARA PREVENIR LAS INFECCIONES

Los «jarabes para estimular las defensas» no han demostrado ser efectivos a la hora de prevenir infecciones o de mejorar la inmunidad.

10. ¿ES NECESARIO SUPLEMENTAR A LOS PEQUES CON VITAMINAS?

La mejor fuente de vitaminas y minerales es una dieta sana, variada y equilibrada. Los niños sanos no necesitan tomar jarabe de vitaminas, pues las obtienen en su forma natural a través de los alimentos.

Hoy por hoy, la única que recetamos en niños de forma preventiva es la vitamina D3 durante el primer año de vida. Los bebés alimentados con fórmula fortificada con vitamina D y tomen al menos un litro de leche al día o aquellos cuyas madres amamanten y estén suplementándose con 6.400 UI al día de vitamina D3 no precisan suplementación alguna.

Volviendo a las preguntas de la mamá de Jaime: ¿es normal que se ponga malo tantas veces? Sí. ¿No habrá algo para subirle las defensas? No. ¿Y si me mandas unas vitaminas? Te receto aire libre, descanso, higiene, las vacunas que le correspondan y una alimentación sana, variada y equilibrada. Siento no poder hacer magia al estilo Harry Potter para que tu hijo no se ponga enfermo, pero la varita mágica no venía incluida con el título de Medicina.

5

PARA LAS ABUELAS SUS NIETOS NUNCA COMEN SUFICIENTE Y OTRAS 10 COSAS SOBRE LA ALIMENTACIÓN INFANTIL

1. ¿Qué es la alimentación perceptiva?

2. ¿Qué es la alimentación complementaria y cuándo empezar?

3. Formas de introducir la alimentación complementaria: triturado, BLW, BLISS o mixto.

4. ¿Qué alimentos ofrecer al inicio? ¿Cuántos días cada uno?

5. Alimentos que NO puedes dar al iniciar la AC.

6. ¿Y el agua?

7. ¿En qué consiste la dieta mediterránea?

8. Hábitos alimenticios a la hora de comer.

9. La comida no debe utilizarse como premio o castigo.

10. Otros consejos sobre alimentación.

Beatriz acudió con su hijo Nicolás a la revisión de los 4 meses y lo primero que me dijo al entrar a consulta fue: «A ver cuánto pesa porque no soporto más que mi madre me diga "este niño está muy delgado", "con la teta no engorda lo que tiene que engordar", "vamos a darle ya una papilla de cereales por la noche, que verás qué bien va a dormir"».

En el pueblo no sé qué pasa que ningún niño come suficiente ni tiene el peso adecuado según los percentiles del «yayaojímetro», y coman la cantidad que coman siempre es poco.

La infancia es un periodo crítico en el que es fundamental establecer hábitos nutricionales óptimos. No solo para asegurar un crecimiento adecuado, sino también para fomentar una relación sana con la comida y prevenir trastornos de la conducta alimentaria y enfermedades relacionadas con la dieta.

1. ¿Qué es la alimentación perceptiva?

La alimentación perceptiva o consciente es aquella que te permite desarrollar un superradar para detectar las señales de hambre y saciedad de tu hijo, sabiendo cuándo ofrecerle comida si tiene hambre y cuándo no darle si no la tiene. Parece obvio, ¿verdad? Pues te aseguro que la mayoría de las veces, cuando me consultáis porque «mi niño no come», si analizo todo lo que se lleva a la boca, la realidad es bien distinta: el trozo de bollo que le ha dado su amiguito, la chuche que le ha entregado la profe de premio, las galletas que le ha hecho engullir la abuela a la salida del cole, el currusco de pan que había encima de la mesa… No esperes que se coma el guisito verde, nutritivo y saludable que has visto en YouTube porque no tendrá hambre.

2. ¿QUÉ ES LA ALIMENTACIÓN COMPLEMENTARIA Y CUÁNDO EMPEZAR?

La alimentación complementaria (AC), también conocida como *Beikost* o diversificación alimentaria, es la que se ofrece a los bebés para complementar el alimento principal, que es la leche, ya sea materna o artificial. Como su nombre indica, es «complementaria», porque la leche seguirá siendo la principal fuente de energía y nutrientes hasta los 12 meses de vida.

¿Y cuándo empezar? La OMS recomienda «mantener la lactancia materna (LM) de forma exclusiva durante los primeros 6 meses de vida y, a partir de ahí, añadir de forma paulatina otros alimentos, manteniendo la LM a demanda hasta los 2 años o todo el tiempo que madre e hijo deseen». Así que pasa de lo que te diga tu vecina Encarni si suelta comentarios como «Quítale ya la teta, que no le alimenta» o «Eso ya es vicio» si tú decides seguir dándole el pecho a tu bebé más allá de los 6 meses.

¿Y qué pasa con los bebés alimentados con fórmula artificial? ¿O con aquellos cuyas madres se incorporan al trabajo remunerado? Cada vez se recomienda más esperar hasta que tu bebé esté listo, que suele ser alrededor del sexto mes, siempre y cuando cumpla estos requisitos:

Señales de que tu peque está preparado para iniciar la AC

1. MADURACIÓN NECESARIA DEL ORGANISMO A NIVEL NEUROLÓGICO, RENAL, GASTROINTESTINAL E INMUNE (NUNCA ANTES DE LAS 17 SEMANAS DE VIDA, ES DECIR, ANTES DEL CUARTO MES)
2. QUE EL BEBÉ PRESENTE UN INTERÉS ACTIVO POR LA COMIDA

3. **DESAPARICIÓN DEL REFLEJO DE EXTRUSIÓN***
4. **SER CAPAZ DE COGER COMIDA CON LA MANO Y LLEVARLA A LA BOCA**
5. **MANTENER LA POSTURA DE SEDESTACIÓN CON APOYO SIENDO CAPACES DE SUJETAR DE FORMA TOTALMENTE AUTÓNOMA LA CABEZA****

---

3. Formas de introducir la alimentación complementaria: triturado, BLW, BLISS o mixto

- **Triturada o en purés.**

Como dicen las abuelas, «se ha hecho toda la vida», pero ¿de verdad es cierto? En la prehistoria, los bebés sin la dentición completa comían otros alimentos además de leche. En la cultura occidental, con la revolución de la batidora (inventada en 1922 por Stephen Poplawski), se normalizó y se extendió el ofrecer a los bebés los alimentos triturados. Es decir, desaprendimos lo que en realidad se había hecho a lo largo de la historia.

Alimentar con purés es una opción totalmente válida para iniciar la AC. Sin embargo, para favorecer la masticación, el desarrollo maxilar y evitar que rechacen los trocitos más adelante, así como para prevenir que engullan como pavos sin enterarse, te doy una serie de consejos:

---

* Reflejo de extrusión: es un reflejo con el que nacen todos los niños que consiste en la expulsión de alimentos no líquidos con la lengua y que desaparece alrededor de los 4-6 meses.

** La sedestación, es decir, la capacidad de tu bebé para mantenerse sentado sin apoyo, puede no aparecer hasta los 8-9 meses.

Consejos si vas a iniciar la AC en forma de purés

1. OFRECE DISTINTAS TEXTURAS DESDE EL INICIO DE LA AC: CREMA, PURÉ, SEMITRITURADO, CHAFADO...
2. NO MEZCLES MUCHOS ALIMENTOS EN UN MISMO PURÉ O TRITURADO PARA QUE SE ACOSTUMBRE AL SABOR DE CADA ALIMENTO DE FORMA INDIVIDUAL (SI LLEVA BRÓCOLI, QUE SEPA A BRÓCOLI)
3. NO OFREZCAS FRUTAS NI CEREALES NI ZUMO EN BIBERÓN PORQUE AUMENTA EL RIESGO DE CARIES Y OBESIDAD
4. DEJA QUE COMA SOLO, AUNQUE SE MANCHE
5. NO DEMORES LA INTRODUCCIÓN DE SÓLIDOS MÁS ALLÁ DE LOS 8-9 MESES (VENTANA DE LA OPORTUNIDAD*)

- **Baby Led Weaning (BLW).**

El término BLW fue acuñado a principios de los dos mil por Gill Rapley, una enfermera británica. Significa «destete dirigido por el bebé» o «alimentación complementaria autorregulada por el bebé». Básicamente, se trata de permitir que tu bebé sea el director de orquesta desde el principio, dejándole que agarre los alimentos, decida qué comer y en qué cantidad.

---

* Ventana de la oportunidad de los 8-9 meses: es el periodo ideal para aumentar poco a poco la consistencia de los triturados y darle trozos grandes, blanditos y maduros que se deshagan con facilidad en su boca. Deja que toque, experimente y se pringue, aunque aún no tenga dientes.

Ventajas del BLW

1. MAYOR EXPERIENCIA SENSORIAL (MAYOR VARIEDAD DE TEXTURAS, SABORES, OLORES, COLORES...)
2. MAYOR AUTONOMÍA COMIENDO DESDE EL INICIO
3. DESARROLLO DE COORDINACIÓN OJO-MANO-BOCA Y HABILIDADES DE MASTICACIÓN
4. ALIMENTACIÓN CONSCIENTE CON MEJOR AUTORREGULACIÓN DE HAMBRE-SACIEDAD
5. CRIANZA RESPETUOSA
6. PREFERENCIA POR ALIMENTOS MÁS SANOS Y VARIADOS
7. EVITA PRODUCTOS INNECESARIOS PARA BEBÉS AL OFRECER COMIDA REAL
8. PARTICIPACIÓN EN LA COMIDA FAMILIAR
9. DISMINUYE PROBLEMAS COMPORTAMENTALES; LO CONOCIDO COMO «EL MAL COMEDOR»

Y ahora te estarás preguntando: ¿y si se atraganta? ¿No tendrá déficits nutricionales? No. Al contrario de lo que suele pensarse, algunos estudios han demostrado que los niños que practican BLW no tienen mayor riesgo de sufrir atragantamiento o de padecer déficits nutricionales ni toman menos calorías que los que se alimentan con purés.

- **Baby-Led Introduction to SolidS (BLISS).**

Es el BLW 2.0, en el que se pone especial énfasis en guardar siempre estas proporciones en el plato:

1. Un alimento de alto contenido en hierro (proteína animal o vegetal).
2. Un alimento de alto contenido energético (hidratos de carbono o grasas).
3. Una verdura o fruta.

- **Mixto.**

Desde el inicio se los alimenta con triturados y trozos. Esta forma se adapta al cuidador con el que esté el bebé. Los padres me dicen: «Nosotros le damos trozos, pero cuando está con las abuelas nos dicen que nanay, que a ver si se va a atragantar el niño, que mejor un purecito de toda la vida».

No hay una forma mejor que otra. Repite conmigo:

**LA MEJOR FORMA DE INTRODUCIR LA AC
ES LA QUE MEJOR SE ADAPTE A VUESTRAS
COSTUMBRES Y CIRCUNSTANCIAS.**

4. ¿QUÉ ALIMENTOS OFRECER AL INICIO? ¿CUÁNTOS DÍAS CADA UNO?

No hay alimentos mejores o peores para empezar con la AC; depende de lo que comáis en casa, los alimentos de temporada, etcétera.

Desde el inicio puedes ofrecer:

- **Cereales (con o sin gluten):** seguro que piensas en la papillita de cereales para bebés, pero no es ni la única ni la mejor opción. Muchos de estos cereales contienen cantidades elevadas de azúcar. Y, si en la caja pone «sin azúcares añadidos», aún debes tener cuidado, porque algunas incluyen harinas de cereales modificadas (hidrolizadas o dextrinadas), que son carbohidratos predigeridos ¡y que se convierten mayormente en azúcar! Además, los bebés no necesitan cereales modificados, porque desde los 6 meses su sistema digestivo es capaz de digerirlos tal cual los consumimos los adultos (pan, arroz, pasta, cuscús, avena, espelta…), y es preferible optar por los integrales.

¿Y qué hay del truco del biberón con cereales para que el bebé duerma mejor? Siento aguarte la fiesta, pero no funciona. No solo no ayuda a que duerman más, sino que puede hacer que se sientan pesados, incómodos y que tengan más despertares. Y cuidado con meter los cereales en el biberón, porque aumentan el riesgo de caries y sobrepeso. Luego vienen los lamentos: «¿Por qué tiene caries si se lava los dientes?».

- **Frutas:** puedes empezar con la que más rabia te dé. ¿También las de pelo y las tropicales? Sí, también esas. Y no, los zumos no son fruta. Si al niño le das zumo es como si tomara un refresco con vitamina C: azúcar a raudales, riesgo de caries y sobrepeso incluidos. Y ya ni hablamos de los industriales. Cuando exprimes una fruta, le quitas la fibra, que es lo que frena la absorción del azúcar. La fruta mejor consumirla entera, con su fibra.
- **Verduras:** todas, con las excepciones que detallo más adelante.
- **Legumbres:** todas. Antes esperábamos a que el bebé tuviera 9-10 meses. ¿Por qué? Porque se decía que podían ser indigestas. Las recomendaciones actuales sugieren que a los 6 meses están preparados para tomarlas.
- **Frutos secos:** solo en polvo o molidos. Nunca en trozos hasta los 5-6 años por el riesgo de atragantamiento que tienen. Introducirlos antes no solo no aumenta el riesgo de padecer una alergia posterior, sino que parece que lo disminuye.
- **Carne:** todas, pero evita la grasa visible y los productos procesados (salchichas, *nuggets*, jamón de York, etcétera). En el pueblo es habitual que algún familiar practique la caza y que esa carne sea para consumo doméstico. «Ni granja ni *na*, al natural», dicen. ¡Cuidado! No se recomienda que los niños coman carne cazada con munición hasta los 7 años por el potencial daño neurológico que podría causar el plomo que contiene la munición.

- **Pescado y marisco:** pueden tomar tanto blanco como azul, con las excepciones que mencionaré después.
- **Huevo:** bien cocinado hasta los 3-5 años para prevenir el riesgo de salmonelosis. La clara del huevo es más alergénica que la yema por tener mayor contenido en proteínas. Antiguamente se recomendaba introducir primero la yema y posteriormente la clara. Sin embargo, de manera reciente se ha visto que, aunque intentemos separar ambas partes, esto no se consigue a nivel microscópico, por lo que se aboga por introducirlas juntas en cantidades crecientes.
- **Lácteos:** la leche de vaca no debe darse antes de los 12 meses, aunque desde los 9 meses puede tomar pequeñas cantidades de yogur natural (medio yogur) o un trocito pequeño de queso fresco de Burgos o mozzarella bajos en sal (evita curados y ultraprocesados como los tranchetes).

«¿Y qué lácteos? Que nosotros los tomamos desnatados». Salvo excepciones, a los niños se les deben dar lácteos enteros, ya que la grasa de los lácteos mejora la absorción de algunas vitaminas.

«Mi prima Manoli tiene unas vacas que dan una leche *pa* descubrirse. ¿Esa la pueden tomar?». No, tienen que tomar lácteos pasteurizados para prevenir enfermedades ocasionadas por algunas bacterias, como la *Salmonella* o la *Listeria*.

¿Cuántos días cada uno? Antes se recomendaba ofrecer cada alimento durante tres o cinco días, pero se vio que esto eternizaba el proceso. Ahora, con los alimentos menos alergénicos, un día es suficiente. Empieza con pequeñas cantidades al inicio del día para poder identificar si tiene síntomas de alergia (vómitos, diarrea, manchas en la piel, dolor abdominal, hinchazón de labios u ojos…) y aumenta la cantidad en el mismo día. Los más alergénicos (gluten, pescado, frutos secos, huevo, frutas con pelo, lácteos, etcétera) puedes introducirlos a lo largo de tres días.

5. ALIMENTOS QUE NO PUEDES DAR AL INICIAR LA AC

Alimentos que no puedes dar al iniciar la AC

- LECHE DE VACA HASTA LOS 12 MESES
- YOGUR NATURAL O QUESO HASTA LOS 9 MESES
- MIEL HASTA LOS 12 MESES POR EL RIESGO DE BOTULISMO
- AZÚCAR, ZUMOS, INFUSIONES... NO ANTES DE LOS 12 MESES (ALGUNAS ORGANIZACIONES RECOMIENDAN NO DAR A MENORES DE 2 AÑOS)
- EDULCORANTES HASTA LOS 3 AÑOS
- REFRESCOS HASTA LOS 6-8 AÑOS Y, SI CONTIENEN CAFEÍNA O TAURINA, EVITAR EN MENORES DE 18 AÑOS
- SAL HASTA LOS 12 MESES NI ALIMENTOS MUY SALADOS (CONSERVAS, SOPA DE SOBRE, CALDO EN PASTILLAS). DESDE LOS 12 MESES PODRÍAN OFRECERSE PEQUEÑAS CANTIDADES DE SAL YODADA
- ALIMENTOS ULTRAPROCESADOS Y PRECOCINADOS HASTA LOS 12 MESES (JAMÓN DE YORK, *NUGGETS*, SALCHICHAS...) Y, EN GENERAL, EVÍTALOS
- ALIMENTOS POCO HECHOS HASTA LOS 3-5 AÑOS POR EL RIESGO DE SALMONELOSIS
- CARNE CAZADA CON MUNICIÓN HASTA LOS 7 AÑOS
- HORTALIZAS DE HOJA VERDE (ESPINACAS, ACELGAS) HASTA LOS 12 MESES Y BORRAJA HASTA LOS 3 AÑOS, POR EL RIESGO DE METAHEMOGLOBINEMIA*
- PECES GRANDES (PEZ ESPADA, ATÚN ROJO, TIBURÓN, CAZÓN, TINTORERA...) HASTA LOS 10 AÑOS POR ALTO CONTENIDO EN MERCURIO
- CABEZAS O CALDOS CONCENTRADOS DE GAMBAS, LANGOSTINOS, CRUSTÁCEOS... HASTA LOS 5 AÑOS POR ALTO CONTENIDO EN CADMIO
- ELABORACIONES HECHAS CON ALCOHOL HASTA LOS 18 AÑOS (EL ALCOHOL NO SE EVAPORA POR COMPLETO)
- ALIMENTOS CON ALTO RIESGO DE ATRAGANTAMIENTO HASTA LOS 5-6 AÑOS

---

* Metahemoglobinemia: estos alimentos poseen toxinas que oxidan la hemoglobina de la sangre impidiendo que el oxígeno se libere adecuadamente a los tejidos corporales. También se la conoce como la enfermedad del niño azul, porque debido a la falta de oxígeno los críos se ponen más azules que Papá Pitufo recién afeitado.

Alimentos con alto riesgo de atragantamiento. No dar hasta los 5-6 años

- FRUTOS SECOS Y SEMILLAS ENTEROS (SÍ PUEDEN DARSE MOLIDOS Y EN ELABORACIONES)
- CARAMELOS, GOMINOLAS, CHICLES, LACASITOS…
- PALOMITAS
- MANZANA Y ZANAHORIA CRUDAS (SÍ TRITURADAS, COCIDAS, ASADAS, ETC.)
- ALIMENTOS CORTADOS EN REDONDO: SALCHICHAS, UVAS, CEREZAS, ACEITUNAS, ARÁNDANOS…

6. ¿Y EL AGUA?

Seguro que te han dicho, en especial en verano: «Dale agua a tu recién nacido, que tendrá sed». Mientras tu peque esté tomando exclusivamente lactancia materna o fórmula adaptada, no necesita agua. Puedes darle pequeñas cantidades cuando empiece la AC. No te preocupes si al principio no bebe mucho, los niños toman agua cuando tienen sed, sobre todo en situaciones que aumentan las necesidades de hidratación: verano, deporte, fiebre, enfermedad, vómitos, diarrea…

7. ¿EN QUÉ CONSISTE LA DIETA MEDITERRÁNEA?

La dieta mediterránea es como el tesoro escondido de la abuela, solo que en lugar de monedas y joyas está llena de verduras y aceite de oliva. La Unesco la ha reconocido como parte del patrimonio cultural inmaterial de la humanidad. ¡Qué caché!

Pero espera, porque no es solo un menú de abuelas españolas, italianas o griegas, sino una mezcla de alimentos que, además de estar para chuparse los dedos, ha demostrado reducir el riesgo de enfermedades cardiovasculares por disminuir el colesterol y la presión arterial, entre otros.

¿Y por qué menciono aquí la dieta mediterránea? Porque, en mi opinión, es la que deberíamos intentar seguir la mayor parte de los días en casa. Si pudiera ponerle banda sonora, sin duda sería «Follow the Leader».

Dieta mediterránea

1. 2 RACIONES AL DÍA DE VERDURAS
2. 3 RACIONES AL DÍA DE FRUTAS
3. LEGUMBRES 3 VECES A LA SEMANA
4. PESCADO Y/O MARISCO 3 VECES A LA SEMANA
5. FRUTOS SECOS 3 VECES A LA SEMANA
6. ALIMENTOS INTEGRALES, COMO PASTA O PAN, 5 VECES A LA SEMANA
7. ACEITE DE OLIVA VIRGEN EXTRA COMO PRINCIPAL FUENTE DE GRASA
8. EVITA EXCESO DE CARNE ROJA Y EMBUTIDO
9. EVITA REFRESCOS, BEBIDAS CON AZÚCAR, BOLLERÍA Y, EN GENERAL, ALIMENTOS PROCESADOS

8. Hábitos alimenticios a la hora de comer

Hábitos alimenticios a la hora de comer

1. COME EN FAMILIA, AL MENOS UNA DE LAS COMIDAS PRINCIPALES (ALMUERZO O CENA)
2. EVITA DISTRACTORES EN LA MESA (TV, MÓVIL…) Y APROVECHA LAS COMIDAS PARA HABLAR Y CONTAROS QUÉ TAL EL COLE, EL TRABAJO, ETC.
3. ESTABLECE HORARIOS Y LUGAR ADECUADOS PARA COMER

4. PRESENTA LAS COMIDAS DE FORMA ATRACTIVA
5. CREA UN CLIMA TRANQUILO Y RELAJADO EN LA MESA DISFRUTANDO DEL ACTO DE COMER
6. OFRECE DIVERSAS POSIBILIDADES CON ALIMENTOS NUTRICIONALMENTE SIMILARES (EJ.: ¿QUÉ TE APETECE MAÑANA, LENTEJAS O ALUBIAS?)

---

9. La comida no debe utilizarse como premio o castigo

Evita frases como «Si te comes el plátano, te doy un helado» o «Si te portas bien, habrá chocolate».

Este tipo de comentarios pueden fomentar el consumo de alimentos poco saludables (o, como me gusta referirme a ellos con los niños, de consumo puntual) como si fueran «regalos» y los alimentos saludables (o habituales) como si fuesen «castigos».

Además, si lo obligas a comer, estarás impidiendo que tu peque aprenda a regular su hambre y saciedad.

10. Otros consejos sobre alimentación

Prioriza elaboraciones sencillas: plancha, horno, cocido, freidora de aire, etcétera, que conservan mejor los nutrientes que los fritos, los rebozados o el guisito (bien *concentrao* tras un chup, chup de cinco horas…).

Aprende a leer las etiquetas de los productos para evitar que te den gato por liebre y transmíteselo a tus peques.

Haz que tu hijo participe de las comidas y su preparación: ir a la compra, elaborar el menú semanal, cocinar en familia, poner la mesa, buscar nuevas recetas, etcétera, y no olvides ponerle altas dosis de amor y cariño.

Quizá estés pensando «Va a terminar el capítulo y aún no me ha dicho nada sobre la cantidad que debo ofrecerle».

Repite conmigo:

**LA ALIMENTACIÓN, AL IGUAL QUE LA LACTANCIA,
YA SEA MATERNA O CON FÓRMULA ARTIFICIAL,
ES A DEMANDA.**

6

DE LO QUE SE COME, SE CAGA
Y OTRAS 10 COSAS SOBRE LAS CACAS

1. Las primeras cacas de tu bebé se llaman meconio.

2. ¿Cómo son las cacas del bebé alimentado a pecho?

3. ¿Cómo son las cacas del bebé alimentado con fórmula artificial?

4. ¿Cómo son las cacas «normales»?

5. ¿Qué pasa si la caca de mi hijo es amarilla?

6. ¿Qué pasa si la caca de mi hijo es verde?

7. ¿Qué pasa si la caca de mi hijo es blanca?

8. ¿Qué pasa si la caca de mi hijo es negra?

9. ¿Qué pasa si la caca de mi hijo es roja?

10. Signos de alarma con las cacas de tu peque.

Si de algo tenemos los pediatras *petao* el móvil es de fotos de cacas de todos los colores, tamaños, consistencias, contenidos, olor…, bueno, menos mal que de eso no. Y es que los pediatras nos convertimos en artistas de la interpretación coprológica o análisis de heces. Si eres asquerosito y te repugna oír hablar de caca, sáltate este capítulo.

1. Las primeras cacas de tu bebé se llaman meconio

Los primeros días de vida del bebé, las cacas son negro-verdosas y pegajosas como el alquitrán. Esta primera obra de arte en pañal se llama meconio, compuesto por el líquido amniótico que se traga el bebé y células descamativas del tubo digestivo. Se elimina en las primeras veinticuatro o cuarenta y ocho horas de vida dando paso, primero, a una gama de color verdoso oscuro (heces de transición) que se aclara hasta, finalmente, tornar al amarillento alrededor del tercer-quinto día de vida. ¡Y así, señoras y señores, es como el bebé culmina sus primeras obras de arte!

2. ¿Cómo son las cacas del bebé alimentado a pecho?

Las típicas cacas de bebés alimentados con leche materna son de color amarillento-mostaza y líquidas con grumitos que recuerdan a pequeños granos de arroz. A veces, los padres acuden a consulta preocupados porque, al ser tan líquidas, parecen diarrea. Pero no, son las heces típicas de un bebé que toma solo pecho. Para saber si es una verdadera diarrea, valora un aumento de la cantidad habitual más que el aspecto.

En cuanto a la frecuencia de las deposiciones, durante su primer mes de vida los bebés suelen ser máquinas de «comer y cagar», incluso mientras están en plena toma. Además, los que solo toman pecho hacen más caca que los de fórmula. Asegúrate de que tu pequeño artista produzca, al menos, una o dos obras de arte al día. ¿Y si no las hace? No siempre es señal de que algo va mal, pero te recomiendo que consultes con tu pediatra. Si tu bebé coge peso, hace las tomas a demanda, no vomita y sus cacas son como he descrito, tranquilo, he visto bebés que han estado de diez a quince días sin hacer caca y no ocurría nada (la leche materna deja poco residuo). Sin embargo, puede ser indicativo de que no esté comiendo suficiente.

Todos estos aspectos son variables y, además, pueden cambiar en tan solo unos pocos días.

3. ¿CÓMO SON LAS CACAS DEL BEBÉ ALIMENTADO CON FÓRMULA ARTIFICIAL?

En los bebés que toman fórmula o lactancia mixta, la paleta de colores es mucho más amplia y varía desde el amarillo-mostaza o el amarillo-verdoso hasta el marrón, y suelen ser más espesas, consistentes y con un olor más fuerte que las cacas de leche materna.

En cuanto a la frecuencia, los bebés alimentados con sucedáneo suelen hacer entre una o dos veces al día y más de dos o tres a la semana. Pero, más que el número, es importante vigilar la consistencia de las heces, que sean blandas, tipo pasta.

4. ¿CÓMO SON LAS CACAS «NORMALES»?

El color más frecuente de las heces es el marrón, aunque no sea necesariamente el más normal; ya has leído y seguirás leyendo que la gama de colores habitual puede ser bastante amplia.

Cuando tu bebé comienza con la alimentación complementaria, es como si le añadiéramos a sus obras de arte nuevas tinturas y espesantes. Podrás notar que sus heces son más consistentes, e incluso puede llegar a estreñirse. Si este estreñimiento persiste, consulta con tu pediatra y no minimices el hecho de que las obras de tu hijo se hayan convertido en verdaderas armas arrojadizas.

También es frecuente ver trozos de alimentos sin digerir al cambiarle el pañal. Si come lentejas, las verás tal cual; si come pimiento, pueden aparecer trocitos de este… Su intestino aún no es capaz de digerir grandes cantidades de fibra, pero no te preocupes, absorbe lo que tiene que absorber y expulsa lo que no le sirve. ¡No empieces a cambiar su alimentación sin ton ni son ni a buscar remedios caseros sin la supervisión del pediatra!

5. ¿QUÉ PASA SI LA CACA DE MI HIJO ES AMARILLA?

La gran mayoría de las veces serán heces normales, sobre todo si, como ya te he contado, solo toma leche. Sin embargo, podemos ver cacas amarillas cuando tiene diarrea; ten en cuenta entonces que el intestino está enfermo (ya sea por una infección, una alergia o porque no absorbe bien) y las heces no serán como habitualmente.

6. ¿QUÉ PASA SI LA CACA DE MI HIJO ES VERDE?

En la mayoría de los casos, si la obra de arte de tu bebé es verde, no hay de qué preocuparse; es perfectamente normal. Recuerda que al inicio pudo haber sido amarilla, pero al oxidarse se ha transformado en verde, como el increíble Hulk.

¿Qué puede ocurrir si tu bebé solo toma pecho y hace las cacas siempre verdes? Tal vez indique que está tomando más leche del inicio de la toma (que es más rica en lactosa). Por ello, hay que revisar cómo va la lactancia: agarre y succión, número de tomas, postura, anquiloglosia…

Las cacas verdes y líquidas pueden aparecer en niños con gastroenteritis aguda.

Si son verdes y llevan asociados otros síntomas (diarrea, moco, dolor abdominal, vómitos, manchas en la piel, escasa ganancia de peso…), pueden indicar alguna alergia alimentaria.

En mi pueblo se dice: «De lo que se come, se caga», así que, si tu peque ha estado disfrutando de un festín de hortalizas verdes, ¡no te sorprendas si su pañal parece una ensalada! Espinacas, canónigos, lechuga o judías verdes, entre otros, contienen gran cantidad de clorofila, el pigmento que les da este color.

7. ¿QUÉ PASA SI LA CACA DE MI HIJO ES BLANCA?

En general, siempre que veamos cacas blancas o grisáceas hay que consultar con el pediatra, ya que podrían indicar una enfermedad en el hígado.

Pero no siempre significará que su hígado no funciona bien. También pueden aparecer heces muy pálidas si tu peque toma una gran cantidad de lácteos o ha comido arena. Esto último lo viví con uno de mis hijos. «¿Arena?», estarás pensando. Pues sí, de la playa, una muestra más de que cuando son pequeños se lo llevan todo a la boca.

8. ¿QUÉ PASA SI LA CACA DE MI HIJO ES NEGRA?

Ya hemos visto que las deposiciones negras (meconio) son típicas de los primeros días de vida. Salvo en esas ocasiones, si tu peque hace cacas negras, consulta con el pediatra. Fuera del periodo de recién nacido, podría ser una señal de sangrado en la parte alta del aparato digestivo.

Si vemos que un bebé alimentado a pecho hace deposiciones o hilos de color negro, buscaremos si la mamá tiene grietas o heridas en el pecho. El bebé podría haber ingerido esta sangre y, al oxidarse, haberla expulsado con heces negras.

Algunos alimentos también tiñen de negro las heces: el regaliz negro, la tinta de calamar, el plátano (que deja hilos negros en las heces que parecen gusanos), el chocolate negro, la morcilla o algunos medicamentos (como la toma de hierro).

Aún recuerdo a una madre que vino asustadísima a mi consulta con el pañal de su hija de 2 años completamente negro. Al preguntar descubrimos que la tarde anterior se había comido un paquete entero de galletas Oreo. Así que ¡cuidado con el exceso de chocolate, que puede transformar el pañal en una pesadilla oscura!

9. ¿Qué pasa si la caca de mi hijo es roja?

Siempre que veamos cacas con sangre roja hay que consultar con el pediatra. Esto indica que hay un sangrado en la parte baja del aparato digestivo, como ocurre en el caso de las alergias alimentarias.

Si, además, se acompaña con diarrea, puede aparecer en niños con gastroenteritis aguda o con alguna alergia alimentaria.

En los peques estreñidos, puede ser indicativo de heridas en el ano; las heces están tan duras que al salir rasgan la mucosa del recto causando sangrado.

Y no olvidemos a los culpables inesperados, ya que algunos alimentos también pueden teñir las heces de rojo: la remolacha, los arándanos, la gelatina roja, el pimiento rojo, el tomate…

10. SIGNOS DE ALARMA CON LAS CACAS DE TU PEQUE

En resumen, consulta con tu pediatra si te encuentras en alguna de las situaciones recogidas en la infografía.

Signos de alarma con las cacas de tu peque

- EL BEBÉ NO EXPULSA EL MECONIO EN LAS PRIMERAS 48 HORAS DE VIDA
- BEBÉ DE MENOS DE 1 MES DE VIDA ALIMENTADO SOLAMENTE CON PECHO QUE NO DEPONE TODOS LOS DÍAS (YA HEMOS COMENTADO QUE ESTA SITUACIÓN PUEDE SER NORMAL)
- LAS CACAS SON DURAS Y SECAS O MUY VOLUMINOSAS, CON GRAN ESFUERZO AL EXPULSARLAS
- MENOS DE 2 DEPOSICIONES A LA SEMANA
- SE LE ESCAPA LA CACA DE FORMA DESAPERCIBIDA
- HECES AMARILLENTO-ACEITOSAS QUE FLOTAN EN EL VÁTER
- HECES CON SANGRE O ACINTADAS
- HECES BLANCO-GRISÁCEAS
- HECES NEGRAS, EXCEPTO EN LOS PRIMEROS DÍAS DE VIDA
- ESTREÑIMIENTO O DIARREA CON ESTOS SÍNTOMAS ASOCIADOS: DOLOR ABDOMINAL, VÓMITOS, RECHAZO DE TOMAS O ESCASO APETITO, MAL ESTADO GENERAL, NO GANA BIEN PESO O INCLUSO PIERDE, DEBILIDAD GENERALIZADA, DECAIMIENTO...
- AUMENTO DEL RITMO DE LAS DEPOSICIONES, TANTO QUE NO NOS DA TIEMPO A REPONER TODO LO QUE PIERDE POR LAS HECES

Y así, amigos, hemos llegado al final de este fascinante viaje por el mundo de las cacas. Recuerda, aunque a veces sea un tema tabú, la salud digestiva de tu peque también nos importa a los pediatras.

«TIENE FIEBRE POR LOS DIENTES» Y 10 COSAS MÁS SOBRE LA SALUD DENTAL

1. ¿Cuándo empiezan a salir los dientes?

2. Erupción dental y cómo aliviarla.

3. Medidas NO aconsejadas para aliviar la salida de los dientes.

4. Los dientes se cepillan desde la salida de la primera pieza dental.

5. ¿Cómo y con qué hay que lavar los dientes?

6. ¿Qué es la caries?

7. ¿Cuándo acudir al odontopediatra?

8. Estrategias para prevenir las caries.

9. Otros mitos sobre los dientes.

10. Mi peque tiene manchas blancas en los dientes.

Carla, de 12 meses, vino a consulta acompañada de su abuela: «Hola, María. Traigo a Carla porque lleva dos días con casi 39 °C de fiebre. Ya le he dicho a mi hijo que la fiebre es por los dientes, pero ha insistido en que la trajera para que le eches un vistazo».

Le expliqué a la abuela de Carla que los dientes no provocan fiebre (aunque a veces parece que todo lo malo está relacionado con ellos) y que había hecho bien en traerla para que la revisara, porque había que averiguar el verdadero origen de esa fiebre.

1. ¿Cuándo empiezan a salir los dientes?

El inicio de la salida de los dientes o la erupción dental es muy variable. Lo más frecuente es que los incisivos inferiores empiecen a asomar alrededor de los 6 meses. La mayoría de los niños completan la salida de los dientes temporales o de leche cuando tienen alrededor de los 3 años.

«Pero es que se lleva las manos a la boca y babea mucho, eso es que ya le están saliendo los dientes». No te equivoques, alrededor de los 3 meses, todos los bebés empiezan a explorar el mundo a través de la boca. Se llevan todo a ella, incluidas las manos, por lo que babean mucho, pero eso no significa que ya estén en proceso de dentición.

¿Cuándo debería preocuparme si no le salen los dientes? La agenesia dental (falta de uno o más dientes) afecta entre al 3 y al 7 % de la población, con mayor frecuencia en los dientes permanentes y en las mujeres. Pero, tranquilo, la mayoría de los niños soplan la vela de su primer cumpleaños sin ningún diente. Si a los 15-18 meses no ha salido ninguno, entonces sí sería momento de consultar con el odontopediatra (el dentista de los niños).

Aquí tienes un calendario aproximado de la erupción y la caída de los distintos dientes:

Dientes primarios/de leche

DIENTES SUPERIORES	APARICIÓN	CAÍDA
INCISIVO CENTRAL	9-12 MESES	6-7 AÑOS
INCISIVO LATERAL	9-13 MESES	7-8 AÑOS
CANINO (COLMILLO)	16-22 MESES	10-12 AÑOS
PRIMER MOLAR	13-19 MESES	9-11 AÑOS
SEGUNDO MOLAR	25-33 MESES	10-12 AÑOS

DIENTES INFERIORES	APARICIÓN	CAÍDA
SEGUNDO MOLAR	23-31 MESES	10-12 AÑOS
PRIMER MOLAR	14-18 MESES	9-11 AÑOS
CANINO (COLMILLO)	17-23 MESES	9-12 AÑOS
INCISIVO LATERAL	10-16 MESES	7-8 AÑOS
INCISIVO CENTRAL	6-10 MESES	6-7 AÑOS

Fuente: MouthHealthy, «Eruption Charts». Gráfica reproducida con permiso de la Asociación Estadounidense de Odontología.

Estas cifras son orientativas; recuerda que cada peque tiene su propio calendario, así que no desesperes si no se transforma en un tiburón de dientes perfectos al instante.

2. Erupción dental y cómo aliviarla

La erupción dental puede causar varios síntomas en tu peque. Es posible que esté más irascible, con encías inflamadas y sensibles, ¡tanto que podrían incluso sangrar! Además, notarás un babeo que podría hacerle sombra al de un san bernardo y es probable que quiera morder todo lo que encuentre, desde mordedores hasta tus propios dedos. También es común que tenga un sueño intranquilo o que le cueste conciliar el sueño. ¿Y dolor? No se sabe con certeza si la erupción dental causa dolor real, pero si le preguntamos a Carla, con sus 12 meses, probablemente no obtendremos mucha respuesta.

Medidas para aliviar la salida de los dientes

1. MORDEDOR DE FRÍO
2. ENFRIAR EL CHUPETE EN LA NEVERA
3. MASAJEAR CON SUAVIDAD LA ENCÍA (CON DEDAL DE SILICONA O CON EL PROPIO DEDO PREVIAMENTE LIMPIO)
4. HELADO DE LECHE MATERNA, FÓRMULA ARTIFICIAL O FRUTA
5. OFRECER ALIMENTOS FRÍOS
6. ABRAZOS, PORTEO O CONTACTO
7. PARACETAMOL O IBUPROFENO EN DOSIS HABITUALES (SOLO SI CON LO ANTERIOR NO ES SUFICIENTE, SI TIENE LAS ENCÍAS MUY INFLAMADAS O SI INTERFIERE CON EL SUEÑO)

3. MEDIDAS NO ACONSEJADAS PARA ALIVIAR LA SALIDA DE LOS DIENTES

Medidas no aconsejadas

Collar de ámbar
- ADEMÁS DE NO HABER DEMOSTRADO SU EFICACIA, EXISTE RIESGO DE ASFIXIA SI SE ROMPE Y EL BEBÉ LO INGIERE

Ajo en la encía
- EL EFECTO QUE PUEDA TENER EL AJO ESTÁ MÁS RELACIONADO CON EL MASAJE QUE SE DA EN LAS ENCÍAS AL APLICARLO QUE CON EL PROPIO AJO

Geles en la encía
- ALGUNOS GELES CONTIENEN BENZOCAÍNA. SI SE ABUSA DE ELLOS, PUEDEN LLEGAR A PRODUCIR UNA ENFERMEDAD LLAMADA METAHEMOGLOBINEMIA

Remedios naturales

- QUE SEA NATURAL NO QUIERE DECIR QUE ESTÉ EXENTO DE EFECTOS ADVERSOS. EN GENERAL, EVITA DARLOS A BEBÉS TAN PEQUEÑOS SIN CONSULTARLO ANTES CON VUESTRO PEDIATRA, PUES CORREN EL RIESGO DE INTOXICARSE

Repite conmigo:

LA SALIDA DE LOS DIENTES ES UN PROCESO FISIOLÓGICO QUE OCURRE EN TODOS LOS SERES HUMANOS.

Y, como todo proceso fisiológico o normal, trata de no medicalizarlo ni vivirlo como una enfermedad, y, lo más importante, procura ser lo menos invasivo posible.

4. LOS DIENTES SE CEPILLAN DESDE LA SALIDA DE LA PRIMERA PIEZA DENTAL

Quédate con esta frase como si fuera un mantra: «Los dientes se cepillan desde la salida del primer diente». No sé por qué sigue existiendo el mito de que no hace falta cepillar los dientes hasta los 2 años o que los dientes temporales no se cepillan. Comenzar pronto con el cepillado ayuda a crear el hábito desde pequeños.

5. ¿CÓMO Y CON QUÉ HAY QUE LAVAR LOS DIENTES?

Usa un cepillo de cerdas blandas desde que empiezan a salir hasta los 3 años. A partir de ahí, cualquier cepillo infantil que le resulte cómodo servirá.

¿Y los dedales de silicona? ¡Olvídalos! Se usan para masajear las encías y aliviar la erupción dental, pero no sirven para limpiar los dientes.

Utiliza pasta de dientes con flúor. No te fíes de la edad que pone en el envase, fíjate en las partes por millón de flúor (ppm F), que es lo importante y que aparece en la composición:

¿Cuánto flúor?

0-6 AÑOS → 1.000 PPM F
> 6 AÑOS → 1.450 PPM F

¿Cuánta pasta de dientes?

0-3 AÑOS → GRANO DE ARROZ
> 3 AÑOS → GUISANTE

Lo ideal es cepillarlos después de cada comida y como mínimo dos veces al día, al despertarse y antes de ir a dormir. De esos dos, el cepillado nocturno es el más importante.

Cuando son muy pequeños, les cepillamos nosotros. A medida que crezca, deja que lo haga solo, pero con el repasito final por parte del adulto, al menos hasta los 8-9 añitos.

«Pero si no sabe enjuagarse ni escupir», estarás pensando. Pues bien, los odontólogos recomiendan no enjuagarse después del cepillado, solo escupir. *Keep calm!* Si no sabe escupir, necesita ingerir grandes cantidades de dentífrico para que llegue a ser tóxico, ¡aunque tampoco lo dejes sin supervisión con la pasta!

¿Y cuánto debe durar el cepillado? Cuando son más mayorcitos, unos dos minutos. En los más peques no es tan importante el tiempo ni la técnica, sino el empezar a generar el hábito.

6. ¿QUÉ ES LA CARIES?

La caries es una infección de los dientes causada por distintos microorganismos que habitan en la boca, siendo el más famoso (y villano) el *Streptococcus mutans*. Estos bichitos se dedican a producir ácidos que atacan el esmalte dental. Si no se detectan a tiempo, pueden acabar formando auténticos cráteres dentales.

7. ¿CUÁNDO ACUDIR AL ODONTOPEDIATRA?

La Sociedad Española de Odontopediatría recomienda hacer la primera visita cuando empiezan a salir los primeros dientes para que se vayan acostumbrando a que les miren la boca, los toquen, estén tumbados y para ellos sea un sitio familiar.

8. ESTRATEGIAS PARA PREVENIR LAS CARIES

A veces, al explorar la boquita de un peque en consulta, aviso a los padres de que tiene una caries. Entonces me miran con cara de «¿Cómo puede ser, si se cepilla los dientes?». Pues porque no basta con un cepillado con flúor (aunque sea importante). Hay más cosas que puedes hacer para prevenirlas:

- **Dale una dieta baja en azúcares:** evita las golosinas que se quedan pegadas en los dientes y los zumos, sobre todo los industriales.
- **Evita transmitirle el estreptococo a tu hijo:** las caries pueden ser contagiosas. Si tú tienes el estreptococo en tu boca, puedes pasárselo a tu peque. Por eso, evita chupar su chupete, su cuchara, soplarle la comida, etcétera.
- **Evita que se duerma con el biberón en la boca:** no es lo mismo que el pecho. El pezón se sitúa al fondo del paladar y la leche materna se traga directamente, sin entrar en contacto con los dientes. Además, esta contiene bacterias beneficiosas que compiten con el *S. mutans*, defensas naturales, más calcio y fósforo… Vamos, que funciona como un escudo anticaries.
- **Si hay caries, trátalas para prevenir que salgan más:** sí, también hay que quitar las de los dientes temporales. Ya sé que has oído que «como se le van a caer, no pasa nada», pero ese mito te lo desmonto en breve.
- **Selladores dentales:** si tu hijo tiene los surcos de los molares muy marcados y cuesta mantenerlos limpios, el odontopediatra puede aplicar unos selladores que actúan como barrera protectora.

9. Otros mitos sobre los dientes

- **«La salida de los dientes provoca fiebre».**

Probablemente este sea uno de los mitos más extendidos. No hay semana en que no tenga que desmentirlo. Se ha demostrado que los dientes no producen fiebre. Entonces ¿por qué tanta gente lo cree? Porque la dentición ocurre justo cuando los peques empiezan a enfermar más a menudo (entre los 6 meses y los 3 años). Es una asociación casual, no causal. ¡No culpes a los pobres dientecitos de todos los males, que bastante tienen con salir en medio del llanto y las babas!

- **«La salida de los dientes produce diarrea e irrita el culo».**

Misma historia que con la fiebre. Se trata de coincidencias, no consecuencias.

- **«Frótale las encías con jarabe de paracetamol o ibuprofeno para aliviarle».**

Siento decirte que esto no funciona. Si te das un golpe en la cabeza, ¿te pasas la pastilla de paracetamol por la frente? Pues eso. Restregarle el jarabe por las encías no le hará ningún efecto.

- **«Los dientes de leche no se cepillan ni se empastan ni se tratan si tu peque se da un golpe».**

Los dientes temporales son igual de importantes que los definitivos. Se cepillan, se empastan y, si hay un golpe, se revisan. Ignorarlos puede abrir la puerta a una mala salud bucodental futura. Todo traumatismo dental debe ser valorado por el odontopediatra, aunque solo tenga dientes de leche.

- **«La lactancia materna prolongada produce caries».**

Ya hemos visto que no solo no las produce, sino que las previene. Y esa protección se mantiene mientras haya lactancia.

10. Mi peque tiene manchas blancas en los dientes

Una pregunta frecuente es «¿Por qué tiene mi hijo manchas blancas en los dientes?». Estas manchas se crean por un defecto en la formación del esmalte debido a una mineralización deficitaria (antes de que veamos el diente fuera de la encía) y pueden aparecer tanto en los dientes temporales como en los definitivos. Existen distintas causas que dan lugar a la aparición de estas manchas:

- **Caries:** no siempre aparecen negras tal y como las conocemos, sino que en sus estadios iniciales pueden ser blancas.
- **Traumatismo previo:** si tu hijo se dio un golpe, por ejemplo, en el diente temporal, puede dar lugar a que el definitivo erupcione con manchas blancas.
- **Infecciones u otras enfermedades:** algunos virus, tanto en la mamá embarazada como en los niños pequeñitos, pueden dar lugar a alteraciones en la mineralización del diente, al igual que a otras enfermedades genéticas o autoinmunes, como la celiaquía.
- **Déficit de calcio, fósforo y magnesio en periodo de formación de los dientes:** de ahí la importancia de una buena alimentación de la mujer embarazada. ¡Mineralizan por dos!
- **Exceso de flúor en el agua (fluorosis):** tranquilidad, que en España estos niveles están bien controlados.

Pero ¿y qué tenía Carla? Al explorarla, descubrí unas vesiculitas en la faringe, un cuadro compatible con una faringitis producida por un virus.

Así que, si tu hijo tiene fiebre y, sobre todo, si dura más de veinticuatro o cuarenta y ocho horas, consulta con tu pediatra y no te quedes pensando que son los dientes.

8

DORMIR COMO UN BEBÉ... ¡O NO! Y OTRAS 10 COSAS SOBRE EL SUEÑO INFANTIL

1. ¿Por qué es importante el sueño?

2. El sueño del bebé es distinto del de un niño mayor y del de un adulto.

3. ¿Cuánto duermen los niños y qué son las ventanas de sueño?

4. Medidas recomendadas para una adecuada higiene del sueño.

5. ¿Hasta cuándo se despiertan por la noche?

6. ¿Hasta cuándo duermen la siesta?

7. ¿Cuándo sacarlo de la habitación de los padres?

8. Un jarabito para que duerma…

9. Otros mitos y creencias que arrastra el sueño infantil.

10. ¿Qué son las pesadillas y los terrores nocturnos?

Raquel llegó a la consulta con cara de desesperación y su bebé de 4 meses en brazos y me dijo: «¡No puedo más, María! ¿No dicen que a esta edad deberían dormir casi todo el día? Se queda frito al pecho, pero, en cuanto lo dejo en la cuna, ¡pum!, tiene los ojos como platos.

Y no aguanta más de dos o tres horas seguidas. Mi suegra insiste en que le dé biberón, que así dormirá mejor, y que, si le echo cereales, aún más. Pero yo he estado leyendo… y me da que no tiene razón».

Dormir es tan necesario como comer o respirar. Pero, cuando hablamos de sueño infantil, parece que todo el mundo tiene una opinión, un consejo infalible o la historia de cómo su hijo durmió del tirón desde los tres días de vida (sospechamos que ese niño en realidad era un ficus). Vamos a desmentir mitos y a entender cómo funciona de verdad el sueño infantil. Así sabrás qué esperar, y, sobre todo, cómo no volverte loco en el proceso.

1. ¿Por qué es importante el sueño?

El sueño no es un capricho ni un lujo, sino una necesidad básica. Ayuda al desarrollo cerebral, al crecimiento, a la memoria y hasta al estado de ánimo. Un niño que no duerme bien puede estar más irritable, más cansado y tener más dificultades para concentrarse. Y, cuando en casa falta el descanso, lo sufren todos.

2. El sueño del bebé es distinto del de un niño mayor y del de un adulto

Los bebés no duermen como los adultos, ahí está el quid de la cuestión. ¡Ya nos gustaría! Por eso, es importante que lo entiendas para poder adaptarte a su sueño y acompañarlo en este proceso madurativo. Sus ciclos de sueño son más cortos, pasan más tiempo en sueño ligero y se despiertan con más frecuencia. Y sí, también por la noche, porque cuando son muy pequeñitos necesitan comer a esa hora en la que tú estás plácidamente dormido. No es un fallo de fabricación, más bien un mecanismo de supervivencia.

A medida que crecen, sus patrones de sueño cambian, pero eso no significa que de repente vayan a dormir diez horas seguidas.

3. ¿Cuánto duermen los niños y qué son las ventanas del sueño?

Depende de la edad. Los recién nacidos duermen entre 14 y 17 horas al día, pero no del tirón (ojalá), sino a ratos, incluso pueden echarse una cabezadita mientras comen. Los niños pequeños suman entre 11 y 14 horas contando siestas, y los más mayores, entre 9 y 12. Pero aquí viene la trampa: que sumen esas horas no significa que las duerman cuando las necesitamos.

Y ahora voy a hablarte de las ventanas de sueño, y no, no tienen nada que ver con esas noches en las que miras por la ventana preguntándote por qué todo el mundo duerme menos tú. Se trata del tiempo que un bebé puede estar despierto antes de que su cuerpo pida *reset*. Cuanto más crecen, más tardan en «apagarse». Además, no todas las ventanas de sueño son iguales: la primera del día es más corta (a veces parece que se despierta solo para estirarse y volver a dormirse), pero, a medida que avanza la jornada, se alargan.

¿Y qué ocurre si no identificamos que tienen sueño? Pues que el bebé entra en fase gremlin pasado de rosca: hiperactivo, lloroncete y con la energía de quien se ha tomado tres cafés cargados. En lugar de prepararse para dormir, su cuerpo activa el cortisol, esa hormona que grita «¡Fiesta!». Y cuando tú, con toda tu buena voluntad, intentas calmarlo y dormirlo, él responde con pataleos, llantos y resistencia al descanso.

La clave está en anticiparse. Vigila cuánto tiempo lleva despierto y las señales de sueño (se frota los ojos, bosteza…). Si pillas el momento justo, iniciar la rutina será más fácil, y el sueño, más largo y reparador.

4. Medidas recomendadas para una adecuada higiene del sueño

Antes de hablar de cómo mejorar el sueño infantil, hagamos un paréntesis sobre los famosos «coaches del sueño». Prometen noches mágicas con un plan infalible… sacado de un cursillo online. Valoro la buena intención, pero el sueño infantil no se arregla con una receta estándar. Hay que entender el desarrollo, conocer posibles problemas médicos (sí, algunas epilepsias afectan al sueño) y, a veces, hasta los pediatras necesitamos la ayuda de otros compañeros expertos en sueño para dar con la tecla. Además, los bebés ya duermen en la barriga de la madre, así que no necesitan que les «enseñen», sino adultos pacientes que los comprendan.

Ahora sí, veamos qué podemos hacer para mejorar el descanso de los peques.

Habitación

1. TEMPERATURA AGRADABLE: 20-21 ºC
   RECORDAD QUE LOS PEQUES NO SON POLLOS PARA ASAR. TAMBIÉN PASAN CALOR.
2. AMBIENTE TRANQUILO SIN LUZ NI RUIDO
   ALGUNOS PEQUES PUEDEN TENER MIEDO A LA OSCURIDAD, SI ES ASÍ, PUEDE DEJARSE UNA LUZ TENUE ENCENDIDA.
3. UTILIZAR EL DORMITORIO SOLO PARA DORMIR
   EVITAR UTILIZARLO PARA VER LA TELE, TABLET, JUGAR, COMER… (EN LA MEDIDA DE LO POSIBLE).

Rutinas

4. FIJAR UNA HORA PARA IR A DORMIR
   E INTENTAR RESPETARLA EN LA MEDIDA DE LO POSIBLE, AUNQUE SEA
   FIN DE SEMANA.
5. ACOMPAÑAR AL NIÑO AL IRSE A DORMIR CON RUTINAS TRANQUILAS
   DEPENDIENDO DE LO QUE LE RELAJE AL PEQUE: CUENTO, CARICIAS,
   BAÑO, MASAJE...
6. EVITAR EL USO DE PANTALLAS 2 HORAS ANTES DE IR A
   DORMIR EVITAR TODO TIPO DE PANTALLAS, YA QUE ACTIVAN
   NUESTRO CEREBRO.

Cenas

7. EVITAR CENAR MUCHO
   CUANTO MÁS TARDEMOS EN DIGERIR LO QUE HEMOS CENADO, MÁS VA
   A TARDAR NUESTRO CUERPO EN INICIAR EL DESCANSO.
8. EVITAR QUE SE VAYAN A DORMIR CON HAMBRE
   SI SE ACUESTAN SIN CENAR ES LÓGICO QUE SE LEVANTEN POR LA NOCHE
   A COMER ALGO.
9. OFRECER ALIMENTOS RICOS EN TRIPTÓFANO
   PARA FAVORECER SU DESCANSO SE RECOMIENDAN LÁCTEOS, FRUTOS
   SECOS, LEGUMBRES, CEREALES INTEGRALES...

10. HACER DEPORTE Y ACTIVIDADES AL AIRE LIBRE
    LA LUZ DEL SOL Y LAS HORMONAS QUE SE PRODUCEN POR EL DÍA
    FAVORECEN EL DESCANSO.
11. RESPETAR LAS VENTANAS DE SUEÑO Y NO HACER SIESTAS TARDÍAS
    SI SE ECHA UNA SIESTA A LAS 19 H, NO PUEDES PRETENDER QUE SE
    ACUESTE A LAS 21 H.
12. EVITAR EL CONSUMO DE CAFEÍNA Y ESTIMULANTES
    ESTOS HARÁN QUE TU HIJO ESTÉ COMO UN BÚHO POR LA NOCHE.

5. ¿Hasta cuándo se despiertan por la noche?

Algunos niños duermen del tirón antes, otros tardan más, y luego están esos pequeños expertos en sincronizar su despertar con el momento exacto en que acabas de cerrar los ojos. Intentar que un bebé «aguante» sin despertarse puede ser tan efectivo como pedirle a un gallo que no cante al amanecer: suena bonito en teoría, sin embargo, la biología tiene otros planes. La mayoría de los niños empiezan a dormir del tirón a partir de los 3 años, aunque aún queda un pequeño porcentaje que sigue despertándose hasta los 4-5 años.

¿Y después de esa edad? La gran mayoría consigue dormir sin problema, pero siempre hay excepciones.

6. ¿Hasta cuándo duermen la siesta?

Las siestas son como los enchufes: necesarias para recargar la energía, pero cada niño las necesita en distinta medida según la edad. Al principio, duermen a ratos todo el día, luego las siestas se van organizando y, con el tiempo, desaparecen. Aquí tienes un resumen de cuántas suelen hacer según la edad:

EDAD	NÚMERO DE SIESTAS	DISTRIBUCIÓN
0-3 MESES	VARIAS SIESTAS IRREGULARES	A LO LARGO DEL DÍA Y LA NOCHE
4-5 MESES	3 SIESTAS	UNA POR LA MAÑANA Y DOS POR LA TARDE
6-7 MESES	2 SIESTAS	POR LA MAÑANA Y DESPUÉS DE COMER
12-18 MESES	1 SIESTA	DESPUÉS DE COMER
HASTA 3-4 AÑOS	0-1 SIESTA	DESPUÉS DE COMER

Cada niño es único; algunos pueden necesitar siestas más allá de esta edad, mientras que otros pueden dejarlas antes.

Las siestas diurnas aportan múltiples beneficios:

- **Mejoran el aprendizaje:** las siestas ayudan a asimilar mejor lo aprendido durante el día.
- **Ayudan a la regulación emocional:** un niño que ha descansado adecuadamente durante el día suele estar menos irritable y maneja mejor las frustraciones.
- **Mejoran la calidad del sueño nocturno:** al contrario de lo que muchos piensan, los niños que duermen pequeñas siestas durante el día suelen tener un sueño nocturno menos fragmentado y se levantan más tarde por la mañana.

Existe la creencia muy extendida de «cansarlo más y quitarle las siestas diurnas para que duerma mejor por la noche». ¡Error! Forzar a un niño a dejar la siesta suele ser contraproducente. Si está excesivamente cansado, puede llegar nervioso a la hora de dormir, lo que dificulta conciliar el sueño y puede afectar a la calidad del descanso nocturno.

7. ¿Cuándo sacarlo de la habitación de los padres?

Como ya te adelanté en el segundo capítulo, el del síndrome de muerte súbita del lactante (SMSL), las recomendaciones varían según la organización. La Asociación Española de Pediatría recomienda que el bebé comparta habitación con los padres al menos durante los primeros 6 meses de vida, mientras que la Academia Estadounidense de Pediatría recomienda extender esta práctica hasta los 12 meses.

Sin embargo, más allá de las recomendaciones generales, no existe una edad mágica para trasladar al niño a su propia habitación. Esta decisión es personal y debe basarse en las necesidades específicas de cada familia. Lo importante es que la transición se haga de forma gradual y respetuosa, atendiendo siempre a las señales del niño.

8. Un jarabito para que duerma…

No te lo recomiendo. Darle un jarabe o unas gotitas «milagrosas» sin indicación médica puede ser peligroso. Sí, hablo de la melatonina, esa hormona que ahora parece el elixir del descanso infantil y que en España se vende como complemento alimenticio sin receta ni advertencias.

El problema es que no es un caramelo. Puede tener efectos secundarios, y, aunque se haya estudiado en niños con trastornos específicos del sueño, no hay datos suficientes sobre su seguridad a largo plazo en el resto de los peques.

Si tu hijo tiene problemas para dormir, antes de lanzarte a probar soluciones contenidas en botecitos mágicos, revisa lo básico: rutinas, ambiente tranquilo, uso de pantallas antes de dormir, etcétera. Y, si el insomnio persiste, mejor consulta con el pediatra que con la balda de complementos de la farmacia.

9. Otros mitos y creencias que arrastra el sueño infantil

- **«Quítale la teta, que duermen más con la fórmula».**

Pues no. La leche materna tiene componentes que mejoran el descanso nocturno como el triptófano (precursor de la melatonina) y la melatonina (cuya concentración varía a lo largo del día, siendo más alta durante la noche). Destetes o no, el bebé se seguirá despertando igual. Y sí, continuará necesitando contacto, el chupete, una caricia… No hay atajos.

- **«Échale cereales en el biberón, que eso no falla».**

Ya hablamos en el quinto capítulo de por qué esta práctica no era buena idea; en resumen, produce caries y sobrepeso.

- **«No lo cojas en brazos para dormir, que se acostumbra».**

No se acostumbran, lo necesitan. El contacto y el consuelo no son caprichos, sino parte del desarrollo emocional. Sentirse seguro ahora le ayudará a ser más autónomo después. Olvídate del «déjale llorar», porque los bebés necesitan saber que responderás a su llamada.

- **«Si se acuestan tarde, se levantarán más tarde».**

Ojalá, pero no. Los peques tienen su reloj interno y, aunque los acuestes más tarde, se despertarán a su hora habitual.

- **«Dale una infusioncita para que duerma».**

Esas infusiones suelen llevar azúcar y solo llenan el estómago, lo cual no es buena idea, sobre todo en menores de 6 meses, cuyo único alimento ya sabes que solo debería ser la leche.

- **«Ponlo a dormir bocabajo para que no se despierte».**

No, no y no. Bocarriba siempre, ya hablamos largo y tendido del SMSL.

10. ¿QUÉ SON LAS PESADILLAS Y LOS TERRORES NOCTURNOS?

Tienden a meterse en el mismo saco, pero no son lo mismo. Ambas son parasomnias, es decir, eventos que ocurren durante el sueño, normales en la infancia. De hecho, son tan frecuentes que, si tienes un niño pequeño, casi seguro que te tocará vivir alguno de estos episodios.

	PESADILLAS	TERRORES NOCTURNOS
EDAD	ENTRE LOS 7-10 AÑOS	ENTRE LOS 18 MESES Y LOS 5 AÑOS
¿CUÁNDO APARECEN?	ÚLTIMO TERCIO DE LA NOCHE (SUEÑO REM)	PRIMER TERCIO DE LA NOCHE (SUEÑO NO REM)
CARACTERÍSTICAS	SUEÑOS LARGOS Y DETALLADOS QUE GENERAN MIEDO O ANSIEDAD. EL NIÑO SE DESPIERTA NERVIOSO Y LE CUESTA VOLVER A DORMIRSE.	EPISODIOS DE TERROR REPENTINO. EL NIÑO SE SIENTA, GRITA, SUDA, RESPIRA RÁPIDO, PERO SIGUE DORMIDO. DURAN 4-5 MINUTOS Y DESAPARECEN SOLOS.
¿RECUERDAN LO SUCEDIDO?	SÍ. PUEDE CONTAR EL EPISODIO CON DETALLE Y CONFUNDIRLO CON LA REALIDAD.	NO. NO RECUERDAN NADA Y, SI SE LO CONTAMOS, PODEMOS PREOCUPARLOS INNECESARIAMENTE.

	PESADILLAS	TERRORES NOCTURNOS
¿QUÉ HACER?	TRANQUILIZARLO, RECORDARLE QUE SOLO FUE UN SUEÑO Y AYUDARLE A DORMIR DE NUEVO. SI SON RECURRENTES, REVISAR SI HAY ALGÚN FACTOR QUE LOS DESENCADENE (ESTRÉS, FALTA DE SUEÑO, MIEDO, ETCÉTERA). EVITAR VIDEOJUEGOS Y CUENTOS DE MIEDO. PUEDE AYUDAR DIBUJAR LA PESADILLA CAMBIANDO EL FINAL.	NO DESPERTARLO. SOLO ASEGURARSE DE QUE NO SE HAGA DAÑO. HABLARLE O TOCARLE PUEDE ALTERARLO MÁS. ESPERAR A QUE PASE Y DEJAR QUE SIGA DURMIENDO. NO RECORDARLE EL EPISODIO AL DÍA SIGUIENTE.

El sueño infantil es un viaje lleno de expectativas irreales y consejos absurdos. Ya te habrás dado cuenta de que eso de «dormir como un bebé» es otro mito más. Cada niño tiene su propio ritmo, y lo importante es acompañarlos en el proceso con paciencia y sentido común. Con el tiempo, todos duermen…, ¡incluso los padres!

9

«MI NIÑO A ESA EDAD YA CORRÍA» Y 10 COSAS MÁS SOBRE EL DESARROLLO PSICOMOTOR

1. ¿Qué es el desarrollo psicomotor?

2. ¿Cómo lo valoramos en consulta?

3. ¿Cómo lo valoramos en bebés que nacieron de forma prematura?

4. Señales de alerta a los 3 meses.

5. Señales de alerta a los 6 meses.

6. Señales de alerta a los 9 meses.

7. Señales de alerta a los 12 meses.

8. Señales de alerta a los 18 meses.

9. Señales de alerta a los 24 meses.

10. Una derivación a otro especialista no implica necesariamente un diagnóstico.

La mamá de Sofía llegó a la consulta con cara de pánico porque su vecina le soltó: «Algo le pasa a tu Sofi porque ya tiene 14 meses y todavía no anda. ¡Mi Lola con 11 meses corría que se las pelaba!».

Dice el refrán que las comparaciones son odiosas y si, además, metemos en la ecuación a nuestros hijos, creo que el resultado siempre tenderá a la preocupación infinita.

1. ¿Qué es el desarrollo psicomotor?

El desarrollo psicomotor (DPM) es la adquisición progresiva de habilidades de los peques.

Es un proceso continuo, con una secuencia similar en todos los niños, pero con un ritmo variable. Mediante este proceso, el niño adquiere habilidades en distintas áreas: motora, lingüística, manipulativa y social, permitiéndole de forma progresiva independencia y adaptación al medio. Para que haya un adecuado DPM, se necesita que el sistema nervioso central, los órganos de los sentidos y su entorno afectivo se desarrollen de forma correcta. Es como una sinfonía, donde cada instrumento debe estar afinado para que suene bien.

2. ¿Cómo lo valoramos en consulta?

Con la entrevista a los padres y la exploración física del niño, teniendo en cuenta su edad y la edad gestacional (semana de embarazo en la que nació). A veces, no podemos valorarlo todo en consulta porque da la casualidad de que allí no hace cierta acción que necesitamos para valorar su DPM. Puede ser su hora de la siesta y quiere dormir, tiene hambre y no para de llorar o simplemente no está de humor. Es como cuando intentas grabar a tu hijo haciendo algo supergracioso, pero, en cuanto sacas la cámara, deja de hacerlo. Por eso, la entrevista con los padres resulta fundamental para que nos cuenten si tal hito sí lo hace en casa.

3. ¿Cómo lo valoramos en bebés que nacieron de forma prematura?

Decimos que un bebé ha nacido de forma prematura cuando nace con menos de treinta y siete semanas de gestación. El nacimiento antes de tiempo supone una interrupción del adecuado desarrollo multisistémico del bebé, sobre todo de su sistema nervioso central. Por tanto, su DPM lo valoraremos atendiendo a su «edad corregida». Por ejemplo, si un bebé nació sietemesino, para nosotros en la revisión de los 4 meses tendrá que cumplir los hitos del desarrollo de los 2 meses. Es como si tuviera un desfase en su reloj biológico y necesitara un ajuste de tiempo.

4. Señales de alerta a los 3 meses

Señales de alerta a los 3 meses

1. NO SOSTIENE LA CABEZA
2. AUSENCIA DE SONRISA SOCIAL (LE HACES UNA CARANTOÑA Y NO SONRÍE)
3. NO EMITE VOCALIZACIONES O SONIDOS GUTURALES (GU-GU)
4. NO FIJA LA MIRADA
5. NO SIGUE LOS OBJETOS (MIRADA «VACÍA»)
6. NO REACCIONA O GIRA LA CABEZA ANTE SONIDOS O LA VOZ DE LOS PADRES
7. MUEVE BRAZOS O PIERNAS DE FORMA ASIMÉTRICA
8. MANOS CERRADAS, INCLUYENDO EL PULGAR, DE FORMA CONTINUA
9. NO SE APOYA SOBRE LOS ANTEBRAZOS CUANDO ESTÁ BOCABAJO
10. POCA ACTIVIDAD Y ESCASA DEMANDA DE ATENCIÓN O GRAN IRRITABILIDAD Y DIFICULTAD PARA TRANQUILIZARSE

5. Señales de alerta a los 6 meses

Señales de alerta a los 6 meses

1. NO SE MANTIENE SENTADO CON APOYO
2. INDIFERENCIA Y DESINTERÉS POR EL ENTORNO
3. PERSISTENCIA DE LOS REFLEJOS PRIMARIOS (AQUELLOS CON LOS QUE NACEN LOS BEBÉS Y QUE DESAPARECEN ANTES DE LOS 6 MESES)
4. AUSENCIA DE BALBUCEOS Y VOCALIZACIONES INTERACTIVAS, NO COMUNICACIÓN O GRITITOS SIN INTENCIONALIDAD COMUNICATIVA
5. PERSISTENCIA DE ESTRABISMO (BIZQUERA)
6. NO SE ORIENTA HACIA LOS SONIDOS
7. MUEVE BRAZOS O PIERNAS DE FORMA ASIMÉTRICA
8. NO COGE OBJETOS CUANDO SE LE PRESENTAN DELANTE
9. NO HACE LA INTENCIÓN DE LLEVARSE OBJETOS A LA BOCA
10. IRRITABILIDAD PERSISTENTE

6. Señales de alerta a los 9 meses

Señales de alerta a los 9 meses

1. NO SE MANTIENE SENTADO SIN APOYO
2. NO RECONOCE A LAS PERSONAS CON LAS QUE ESTÁ HABITUALMENTE
3. AUSENCIA DE ANGUSTIA DE SEPARACIÓN (NO LE IMPORTA NI LE AFECTA SEPARARSE DE SUS CUIDADORES)
4. PERSISTENCIA DE LOS REFLEJOS PRIMARIOS
5. AUSENCIA DE EMISIÓN DE MONO O BISÍLABOS NO REFERENCIALES (NO DICE PA-PA, MA-MA SIN SABER LO QUE ESTÁ DICIENDO)
6. AUSENCIA DE CONDUCTAS IMITATIVAS (SONIDOS, GESTOS O EXPRESIONES)
7. NO SE DESPLAZA DE FORMA AUTÓNOMA NI SE VOLTEA

8. NO COGE LOS OBJETOS HACIENDO LA PINZA NI LOS MANIPULA
9. NO COORDINA BIEN COGER ALGO Y LLEVÁRSELO A LA BOCA
10. HACE MOVIMIENTOS ANÓMALOS O TIENE POCO TONO (ESTÁ BLANDO AL COGERLO)

7. Señales de alerta a los 12 meses

Señales de alerta a los 12 meses

1. NO SE MANTIENE SENTADO SIN APOYO
2. NO SE MANTIENE DE PIE SOLO NI CON APOYO
3. NO RECONOCE A LAS PERSONAS CON LAS QUE ESTÁ HABITUALMENTE Y PRESENTA ESCASA EMPATÍA
4. AUSENCIA DE ANGUSTIA DE SEPARACIÓN
5. ESCASO CONTACTO VISUAL
6. DESINTERÉS POR EL MEDIO QUE LE RODEA (JUGUETES, COMIDA)
7. AUSENCIA DE LENGUAJE, NI SIQUIERA UN BISÍLABO SENCILLO (PAPÁ, MAMÁ) CON INTENCIONALIDAD
8. AUSENCIA DE CONDUCTAS IMITATIVAS (SONIDOS, GESTOS O EXPRESIONES)
9. NO COMPRENDE ÓRDENES SENCILLAS NI RESPONDE A SU NOMBRE
10. HACE MOVIMIENTOS ANÓMALOS (TORPES, REPETITIVOS, ASIMÉTRICOS O ESTEREOTIPADOS COMO EL ALETEO DE MANOS)

8. Señales de alerta a los 18 meses

Señales de alerta a los 18 meses

1. NO CAMINA SIN AYUDA
2. NO CONSTRUYE TORRES CON CUBOS
3. NO SUBE ESCALONES GATEANDO
4. PRESENTA ESCASA EMPATÍA, NO MUESTRA SEÑALES DE AFECTO NI INTERÉS POR LO QUE LE RODEA
5. NO SEÑALA OBJETOS CON EL DEDO
6. NO DICE AL MENOS 10-15 PALABRAS NI EMITE ONOMATOPEYAS (QUIQUIRIQUÍ DEL GALLO; GUAU, GUAU DEL PERRO)
7. AUSENCIA DE JUEGO IMITATIVO O PRESIMBÓLICO (RODAR UN COCHE, ACUNAR UN BEBÉ, BARRER CON LA ESCOBA)
8. NO COMPRENDE ÓRDENES SENCILLAS
9. NO COMPRENDE EL «NO»
10. HACE MOVIMIENTOS ANÓMALOS O ESTEREOTIPADOS

Los bebés comienzan a caminar de forma autónoma alrededor del año de vida, pero tan normal es que lo hagan a los 11 meses (como la niña precoz de la vecina) como a los 18. Cada niño lleva su ritmo y no hay edades únicas para alcanzar estos hitos.

9. Señales de alerta a los 24 meses

Señales de alerta a los 24 meses

1. NO CORRE
2. SE CAE DE FORMA FRECUENTE
3. NO CHUTA UNA PELOTA NI HACE TORRES DE MÁS DE 2 CUBOS

4. DESINTERÉS POR LAS PERSONAS Y, SOBRE TODO, POR LOS OTROS NIÑOS
5. AUSENCIA DE PALABRAS SIMPLES (PAN, AGUA) Y JERGA (EL 50 %
   DEL HABLA DEBE SER INTELIGIBLE A ESTA EDAD)
6. NO COMBINA 2 PALABRAS («MAMÁ AGUA», «PAPÁ VEN») NI REPITE
   PALABRAS
7. NO PIDE DE BEBER NI DE COMER
8. AUSENCIA DE JUEGO SIMBÓLICO
9. NO SIGUE ÓRDENES SENCILLAS (COGE LA PELOTA, DAME EL ZAPATO)
10. ADHERENCIA LLAMATIVA A RUTINAS O RITUALES CON FRUSTRACIÓN
    AL CAMBIO

10. Una derivación a otro especialista no implica necesariamente un diagnóstico

Cuando los pediatras de atención primaria detectamos alguna de estas señales de alerta, o bien hacemos un seguimiento más estrecho y pedimos alguna prueba complementaria, o bien derivamos a otro especialista (neuropediatría, psicología, atención temprana, etcétera). En alguna ocasión, me ha pasado que he derivado a algún peque a otro especialista y, por miedo a un diagnóstico, la familia no ha acudido a la cita.

Es importante que te quedes con esta frase:

UNA DERIVACIÓN A OTRO ESPECIALISTA NO IMPLICA NECESARIAMENTE UN DIAGNÓSTICO.

Es fundamental un abordaje precoz e integral desde la aparición de los primeros signos de alarma en esta etapa del desarrollo.

Si al leer este capítulo ves que tu bebé presenta una de estas señales de alarma, no consultes al doctor Google o a ChatGPT. Mejor pide cita con tu pediatra, quien valorará de forma global a tu hijo para ver si realmente es un signo de alarma y precisa de una actuación precoz.

10

«SOLO QUIERE LLAMAR LA ATENCIÓN» Y 10 COSAS MÁS SOBRE LA SALUD MENTAL EN LA INFANCIA

1. ¿Qué es la salud mental?

2. ¿Son frecuentes los trastornos de salud mental en la infancia?

3. El papel del pediatra de atención primaria en la salud mental.

4. Psiquiatras y psicólogos: los verdaderos profesionales de la salud mental.

5. Diferencia las situaciones pasajeras de los verdaderos trastornos.

6. Señales de depresión en la infancia.

7. Señales de ansiedad en la infancia.

8. ¿Qué es el trastorno por déficit de atención e hiperactividad (TDAH)?

9. ¿Qué son los trastornos de la conducta alimentaria (TCA)?

10. Los niños también pueden pensar en el suicidio: un tema serio que no podemos ignorar.

¡Hablemos de salud mental infantil! Esa gran desconocida, esa que algunos creen que solo afecta a los adultos que tienen muchas preocupaciones. Pero no, amigos, los niños también pueden tener problemas de salud mental. Y no es que estén «mimados» o que «busquen llamar la atención». Vamos a desmontar mitos y a dar información útil, igual que te cuento los signos de dificultad respiratoria o cuándo consultar con tu pediatra por los mocos.

1. ¿Qué es la salud mental?

Según la OMS, tener una buena salud mental significa sentirse bien con uno mismo, manejar el estrés del día a día y poder relacionarse y aprender sin que las dificultades diarias se vuelvan abrumadoras.

En los niños, esto se traduce en desarrollar sus emociones, aprender a regularlas, hacer amigos y enfrentarse a los retos propios de su edad sin que cada pequeño obstáculo parezca insuperable.

La salud mental no es algo fijo, sino que cambia y evoluciona. Depende de muchos factores: la genética, el desarrollo del cerebro, la educación, el ambiente en casa y en el colegio, e incluso si el niño se siente seguro y comprendido. Es hora de romper con el mito de que estos problemas son consecuencia de una mala crianza o de niños «débiles» o «mimados».

2. ¿Son frecuentes los trastornos de salud mental en la infancia?

Durante mucho tiempo se creyó que los niños no podían sufrir trastornos de salud mental o que sus dificultades eran simplemente «cosas de niños». Pero la evidencia dice lo contrario: más de la mitad de las enfermedades mentales en adultos comienzan en la infancia. Lo que ocurre en estos primeros años influye de forma directa en su bienestar emocional futuro.

Algunas cifras para tener en cuenta: según la OMS, uno de cada siete adolescentes entre 10 y 19 años tiene algún trastorno mental. Además, estudios recientes indican que hasta un 47 % de los niños y adolescentes han experimentado problemas como la ansiedad o la depresión, en especial tras la pandemia.

3. El papel del pediatra de atención primaria en la salud mental

El pediatra de atención primaria es el detective de la salud de tu hijo. Lo conoce desde que era un bebé y ha visto su evolución desde los primeros balbuceos hasta sus apasionantes conversaciones sobre dinosaurios o unicornios. Sin embargo, su labor va mucho más allá de vigilar el crecimiento físico. También está atento a su bienestar emocional. Porque sí, además de revisar toses y oídos, también me preocupa lo que pasa en su cabecita.

A diferencia de los adultos, los niños no llegan a la consulta diciendo «Doctora, tengo ansiedad». En su lugar, pueden tener más rabietas, quejarse de dolor de tripa todas las mañanas antes del cole o perder interés por sus juegos favoritos. A veces, los primeros en notarlo son los padres, los profesores o incluso la abuela, que suelta un preocupante «El niño ya no es el mismo».

Ahí es cuando entra el pediatra, con las antenas bien afinadas, para detectar esas señales que indican que algo no va bien. Y no solo detectamos, también guiamos. Somos la brújula que orienta a la familia hacia la mejor ayuda posible, ya sea un psicólogo, un psiquiatra infantil o simplemente algunas estrategias para aplicar en casa. Así que tenlo en cuenta:

AL IGUAL QUE CON LA SALUD FÍSICA, DETECTAR Y TRATAR A TIEMPO LOS PROBLEMAS DE SALUD MENTAL MARCA LA DIFERENCIA EN SU EVOLUCIÓN.

4. Psiquiatras y psicólogos: los verdaderos profesionales de la salud mental

Cuando un niño tiene un problema de corazón, va al cardiólogo. Si se rompe un brazo, al traumatólogo. Pero, si lo que le duele no se ve, ahí empiezan las dudas. «¿Seguro que hace falta llevarlo al psiquiatra?», «¿No será exagerado?» o «Eso es para locos» son algunas de las perlas que he escuchado en consulta.

Pues no. Ir al psiquiatra o al psicólogo es tan necesario como acudir a cualquier otro especialista. El problema es que la salud mental ha estado estigmatizada durante años. Además, no es que ahora «todos los niños tengan algo», sino que sabemos reconocerlo, diagnosticarlo y tratarlo mejor. De hecho, hasta 2022 la psiquiatría infantil ni siquiera era una especialidad reconocida en España.

Y, si un peque necesita ayuda, debe recibirla de los profesionales adecuados, psiquiatras y psicólogos infantiles, con estrategias y terapias basadas en evidencia científica. No de *coaches* sin formación, pseudoterapias milagrosas o gurús de internet. A nadie se le ocurriría operarse una fractura con un mecánico, pero en lo que respecta a la salud mental parece que algunos confían más en «lo que le ha funcionado a mi primo» que en un experto en la mente humana.

5. Diferencia las situaciones pasajeras de los verdaderos trastornos

No todo es un trastorno. Las rabietas no siempre son problemas de conducta, ni estar triste unos días es depresión. Cambios como un nuevo hermano, un colegio distinto o una pérdida pueden generar un malestar temporal que se resuelve con tiempo y apoyo.

El problema viene cuando los síntomas persisten, se agravan o afectan a su día a día. El equilibrio es clave: ni alarmarse por cada lágrima ni ignorar las señales de alerta. Es entonces cuando el pediatra te ayudará a distinguir entre una fase normal y algo que necesita atención especializada.

6. Señales de depresión en la infancia

Pensar que los niños no pueden tener depresión o ansiedad es un mito. Aunque los síntomas pueden ser distintos a los del adulto, estos trastornos también les afectan. El problema, como ya te he ido adelantando, es que no siempre son evidentes y a veces se esconden tras cambios de conducta o síntomas físicos. Por eso, reconocer las señales es clave.

Señales de depresión

- IRRITABILIDAD O LLANTO CONSTANTE
- CAMBIOS EMOCIONALES BRUSCOS (DE REPENTE TRISTE, ENFADADO O INDIFERENTE SIN RAZÓN APARENTE)
- SE ALEJA DE AMIGOS Y FAMILIA
- TRISTEZA O SENSACIÓN DE SOLEDAD QUE NO DESAPARECE

- BAJO RENDIMIENTO ESCOLAR O FALTA DE INTERÉS EN APRENDER
- DEJA DE DISFRUTAR COSAS QUE ANTES LE ENCANTABAN
- SE SIENTE INÚTIL O SIN VALOR
- CAMBIOS EN LOS HÁBITOS ALIMENTICIOS O DE SUEÑO
- HABLA DE LA MUERTE O TIENE PENSAMIENTOS SUICIDAS
- SE QUEJA DE DOLORES (DE CABEZA, BARRIGA...) SIN CAUSA CLARA
- SE HACE DAÑO A SÍ MISMO O TOMA RIESGOS INNECESARIOS

7. Señales de ansiedad en la infancia

Señales de ansiedad

- MIEDO O PREOCUPACIÓN EXCESIVA (INCLUSO ANTE COSAS PEQUEÑAS O COTIDIANAS O A SEPARARSE DE SUS PADRES)
- EVITA CIERTAS SITUACIONES O LUGARES (IR AL COLEGIO, DORMIR SOLO)
- DIFICULTAD PARA RELAJARSE (INQUIETO O CON TENSIÓN EN EL CUERPO)
- IRRITABILIDAD O CAMBIOS DE HUMOR FRECUENTES
- PROBLEMAS DE SUEÑO (PESADILLAS, INSOMNIO O MIEDO A DORMIR)
- DOLORES FÍSICOS SIN CAUSA APARENTE (DOLOR EN EL PECHO, ABDOMEN O CABEZA)
- DIFICULTAD PARA CONCENTRARSE O MEMORIZAR
- NECESIDAD CONSTANTE DE SEGURIDAD (PREGUNTA MUCHAS VECES SI TODO ESTÁ BIEN)
- COMPORTAMIENTOS REPETITIVOS O TICS NERVIOSOS (TIRARSE DEL PELO, MOVER LAS PIERNAS SIN PARAR)
- ATAQUES DE PÁNICO O DIFICULTAD PARA RESPIRAR (NO SIEMPRE SE LLEGA A ESTO)

8. ¿Qué es el trastorno por déficit de atención e hiperactividad (TDAH)?

El TDAH no es la falta de normas ni vagancia ni «demasiada energía». Es un trastorno del neurodesarrollo que se caracteriza por inatención, hiperactividad e impulsividad. Afecta aproximadamente al 5-7 % de la población infantil. En cada clase suele haber al menos un niño con TDAH.

Hay tres subtipos de TDAH:

- **Inatento:** sufre despistes constantes, olvidos, parece en su mundo, pasa desapercibido (más frecuente en niñas). A veces, se llega al diagnóstico tras el fracaso escolar.
- **Hiperactivo-impulsivo:** se mueve sin parar, interrumpe, actúa sin pensar y parece tener un motor interno que no se apaga. Es el que más llama la atención y por eso suele diagnosticarse antes.
- **Combinado:** mezcla de ambos (es el más común).

El diagnóstico no se hace con una analítica ni con una prueba en un momentito, sino con la evaluación de un especialista (psicólogo, psiquiatra o neuropediatra) desde los 5 o 6 años. Y sí, es importante diferenciar entre un niño simplemente movido y uno con TDAH.

El tratamiento es personalizado y puede incluir terapia, apoyo educativo y, en algunos casos, medicación. No es «drogar al niño para que se esté quieto», sino darle herramientas para gestionar mejor su día a día. Y no, tampoco se pasa con la edad, aunque los síntomas pueden cambiar. Un buen apoyo desde la infancia marca la diferencia en su futuro.

9. ¿Qué son los trastornos de la conducta alimentaria (TCA)?

Los TCA no son un simple «no quiere comer» ni «come demasiado porque está ansioso». Estos trastornos son problemas serios que afectan la salud física, emocional y social. Al contrario de lo que se piensa, no solo los padecen chicas adolescentes, sino también niños, preadolescentes y varones.

Aunque hay otros tipos, los principales son:

- **Anorexia nerviosa:** restricción extrema de la comida, miedo intenso a ganar peso e imagen corporal distorsionada.
- **Bulimia nerviosa:** atracones seguidos de conductas compensatorias (vómitos, ejercicio excesivo, toma de laxantes…).
- **Trastorno por atracón:** ingesta compulsiva sin conducta compensatoria.
- **Trastorno de evitación o restricción de la ingesta de alimentos (ARFID):** no relacionado con la imagen corporal, sino con el miedo a atragantarse, la aversión a texturas diferentes o el desinterés por la comida.

«Si come bien delante de nosotros, no tiene ningún problema», piensan algunos padres. ¡Cuidado! Muchos peques fingen normalidad en la mesa y luego restringen, vomitan o hacen ejercicio en exceso. Y no, no es «una fase, ya comerá». Los TCA no son caprichos, y, cuanto antes se actúe, mejor será el pronóstico.

Señales de TCA

Cambios en la conducta alimentaria

- COMER MUCHO MENOS O MUCHO MÁS DE LO HABITUAL
- SALTARSE COMIDAS CON EXCUSAS («YA COMÍ ANTES», «NO TENGO HAMBRE»)
- OBSESIÓN POR COMER SOLO CIERTOS ALIMENTOS O CONTAR CALORÍAS
- CORTAR LA COMIDA EN TROZOS MUY PEQUEÑOS, MOVERLA POR EL PLATO SIN COMERLA
- EVITAR COMER EN PÚBLICO O CON LA FAMILIA

Conductas compensatorias o preocupantes

- IR AL BAÑO INMEDIATAMENTE DESPUÉS DE COMER
- USO DE LAXANTES O DIURÉTICOS SIN INDICACIÓN MÉDICA
- HACER EJERCICIO DE MANERA OBSESIVA
- BEBER MUCHA AGUA O MASTICAR CHICLE PARA «QUITAR EL HAMBRE»

Señales físicas

- PÉRDIDA O AUMENTO DE PESO LLAMATIVO EN POCO TIEMPO
- MAREOS, CANSANCIO, CAÍDA DEL CABELLO
- UÑAS QUEBRADIZAS, PIEL SECA O APARICIÓN DE VELLO FINO EN LA CARA Y CUERPO (LANUGO)
- AUSENCIA O IRREGULARIDAD EN LA MENSTRUACIÓN EN ADOLESCENTES

Señales emocionales y conductuales

- MIEDO INTENSO A ENGORDAR, AUNQUE EL PESO SEA NORMAL O BAJO
- COMENTARIOS NEGATIVOS SOBRE SU CUERPO («ME VEO FATAL»)
- CAMBIOS EN EL ESTADO DE ÁNIMO (IRRITABILIDAD, TRISTEZA, ANSIEDAD)
- AISLAMIENTO SOCIAL
- PÉRDIDA DE INTERÉS EN ACTIVIDADES QUE ANTES DISFRUTABA

10. Los niños también pueden pensar en el suicidio: un tema serio que no podemos ignorar

Otro mito peligroso es creer que los niños no piensan en el suicidio. La realidad es que, aunque no siempre lo expresen de forma directa, pueden llegar a tener estos pensamientos. Es menos común en niños que en adolescentes, sí, pero ocurre. Y no podemos mirar hacia otro lado.

Aquí te dejo un dato que debería hacernos reflexionar:

EL SUICIDIO ES LA PRINCIPAL CAUSA DE MUERTE NO NATURAL ENTRE LOS JÓVENES DE 15 A 29 AÑOS EN ESPAÑA.

¡Ojo con los números, porque hablan solos!

Si un niño dice frases como «Quiero desaparecer», «Ojalá no estuviera aquí» o se autolesiona, tómatelo en serio. No es teatro ni manipulación ni ganas de llamar la atención. Son señales de sufrimiento. Si aparecen, busca ayuda profesional cuanto antes, puede salvar vidas.

Hablar de salud mental, a pesar de la creencia popular, no hace que el problema aparezca, pero ignorarlo sí puede empeorarlo. Así que, padres y madres del mundo, tomémonos en serio la salud mental infantil. Si cuidamos sus dientes, su piel y su alimentación, ¿por qué no su bienestar emocional?

11

«MI HIJO NO PUEDE HACER DEPORTE POR SU ASMA» Y 10 COSAS MÁS SOBRE EL DEPORTE EN LOS NIÑOS

1. El deporte regular debe formar parte de la vida de todos los niños.

2. Beneficios del deporte en la edad pediátrica (menores de 18 años).

3. Un niño que hace ejercicio será un adulto que hace ejercicio.

4. ¿Cuál es el mejor deporte?

5. ¿Cuánto deporte se recomienda que hagan los niños?

6. Evita las actividades sedentarias.

7. ¿Puede ir mi hijo al gimnasio?

8. Si mi hijo tiene asma, ¿puede hacer deporte?

9. Si mi hijo tiene una enfermedad del corazón, ¿puede hacer deporte?

10. ¿Es necesario hacer una revisión médica antes de realizar deporte?

«María, vengo porque mi hijo Pablo está encabezonado con ir al gimnasio. Solo tiene 13 años y creo que es muy pequeño para empezar a levantar pesas. Además, ya juega al fútbol tres días a la semana y ya sabes tú que es asmático. Tanto deporte no le viene nada bien y, además, estará cansado para estudiar».

Vamos a ir desentrañando todo esto porque en el motivo de consulta de la madre de Pablo hay unas cuantas creencias que merecen ser aclaradas.

1. El deporte regular debe formar parte de la vida de todos los niños

Algo que los pediatras preguntamos en las revisiones periódicas de salud es el deporte y la actividad física que realiza el peque al día. Y recalco «al día» porque tanto la OMS como la Asociación Española (AEP) y Estadounidense de Pediatría recomiendan realizar actividad física moderada o vigorosa durante al menos sesenta minutos diarios. Todo lo que supere la hora de ejercicio ha demostrado que aporta beneficios adicionales para la salud.

2. Beneficios del deporte en la edad pediátrica (menores de 18 años)

La actividad física tiene efectos positivos sobre la salud de los niños, no solo a nivel físico, sino también psicológico. «Mens sana in corpore sano», como dice el proverbio latino.

Beneficios del deporte en la infancia

- PREVENCIÓN DE SOBREPESO Y OBESIDAD
- ELEVA EL COLESTEROL BUENO
- DISMINUYE LA TENSIÓN ARTERIAL
- PREVENCIÓN DE ENFERMEDADES CARDIOVASCULARES
- MEJORA EL RENDIMIENTO ESCOLAR
- FAVORECE EL DESCANSO
- DISMINUYE EL RIESGO DE ANSIEDAD Y DEPRESIÓN
- AYUDA A CONTROLAR LAS EMOCIONES
- MEJORA LA AUTOESTIMA
- DISMINUYE CONDUCTAS DE RIESGO
- AYUDA A ESTABLECER VALORES IMPORTANTES COMO EL TRABAJO EN EQUIPO, LA DISCIPLINA O LA SOLIDARIDAD

Así que, mamá de Pablo, eso de que estará cansado para estudiar es un mito. El ejercicio físico no solo mejorará su rendimiento académico, sino que hará que duerma como un tronco.

3. Un niño que hace ejercicio será un adulto que hace ejercicio

Está demostrado que los peques que practican deporte durante la infancia mantienen en mayor porcentaje esa actividad durante la edad adulta.

Establecer la actividad física y el deporte como un hábito de vida dependerá del ambiente familiar. Si nosotros, como padres, tendemos a ir andando a los sitios, subimos las escaleras en lugar de coger el ascensor, pasamos tiempo al aire libre con nuestros hijos y evitamos estar demasiado delante de una pantalla, nuestros hijos interiorizarán la actividad física como un hábito más.

4. ¿CUÁL ES EL MEJOR DEPORTE?

El mejor deporte es el que se realiza de forma regular. No tiene mucho sentido que tu hijo juegue al tenis una vez a la semana durante tres horas si el resto de los días se los pasa plantado frente a la videoconsola como si fuera una estatua y no camina ni sube las escaleras a diario.

5. ¿CUÁNTO DEPORTE SE RECOMIENDA QUE HAGAN LOS NIÑOS?

Ya he recalcado que mínimo sesenta minutos al día, pero ¿hay un máximo? La respuesta es «depende». Es importante realizar deporte a diario, pero hay otras actividades que se consideran sedentarias y que son importantes para desarrollar su mente, su creatividad, su educación… Cosas como el juego simbólico (las cocinitas, curar a los muñecos), hacer puzles o construcciones, pintar… y, en los más mayores, el tiempo de estudio y los deberes.

Así que sí, hay un mínimo, y el máximo lo marcará cada caso para no desatender el resto de tareas diarias esenciales.

«¿Llegan los niños a esos minutos de actividad física diaria?», te preguntarás. Seguramente, si tu peque se encuentra entre la edad preescolar y los 6-7 años, es muy probable que sí. A esa edad, no paran quietos ni un segundo: en el recreo juegan al pilla-pilla, al escondite, al pañuelo y pasan horas en el parque por las tardes. Sin embargo, cuando comienza la edad de los deberes y los exámenes, las horas de parque se sustituyen por las de estudio y los juegos en el recreo no implican tanta actividad física. Es decir, se tiende a una vida más sedentaria similar a la que tenemos los adultos. Por eso, desde los 6-7 años te recomiendo priorizar las actividades extraescolares deportivas y dar ejemplo a tus hijos con tus hábitos.

6. Evita las actividades sedentarias

«Vale, una hora de ejercicio diario, pero ¿qué pasa con las veintitrés horas restantes del día?».

Evita las actividades sedentarias. Y aquí me gustaría hablar sobre el uso de las pantallas (videoconsola, tele, tablet). La AEP actualizó en diciembre de 2024 sus recomendaciones al respecto:

- Cero pantallas hasta los 6 años, ya que antes de esa edad no hay un tiempo establecido como seguro.
- 1 hora al día entre los 7-12 años.
- 2 horas al día entre los 13-16 años.

En las dos últimas franjas de edad esto incluye el tiempo escolar y los deberes.

Así que ¡adiós maratones de series infantiles! ¿Y por qué? Porque el uso excesivo de las pantallas ha demostrado no solo fomentar el sedentarismo y producir un aumento de peso, sino que también puede convertir a los peques en zombis nocturnos con problemas de sueño, mala visión y comportamientos más extraños que el final de *Lost*. Además, afecta a su esfera emocional y académica, y a cómo se relacionan con los demás. Según la evidencia científica actual, pasarnos con las pantallas también se ha relacionado con la disminución del espesor de la corteza cerebral y el aumento de los comportamientos adictivos.

7. ¿Puede ir mi hijo al gimnasio?

¡Sí! Al contrario de lo que se ha creído hasta hace muy poco, los niños pueden practicar entrenamiento de fuerza o resistencia. De hecho, desde los 4-5 añitos, ya ha demostrado mejorar tanto su salud física como mental, su psicomotricidad, aumentar la densidad mineral ósea, ayudando a prevenir y recuperar lesiones osteomusculares, y mejorar su composición corporal, lo que se asocia con un aumento en la masa muscular y un mayor gasto energético, beneficiosos para la salud metabólica.

Relacionado con esto existen bastantes mitos:

- **«Hará que los niños se vuelvan musculados».**

Antes de la pubertad, los músculos no se pueden hipertrofiar, por lo que es totalmente falso.

- **«Los niños se lesionan más».**

Al contrario, se disminuye el riesgo de lesiones.

- **«El niño no va a crecer bien».**

Ya he comentado que los ejercicios de fuerza mejoran la densidad mineral de los huesos.

Lo que sí te recomiendo es que antes lo comentes con tu pediatra para que haga una revisión completa y busques un buen entrenador infantil para que estas actividades sean adecuadas a su edad y nivel de desarrollo. ¡No solo consiste en levantar pesas!

8. Si mi hijo tiene asma, ¿puede hacer deporte?

¡Puede y debe siempre que su asma esté bajo control! La actividad física en niños asmáticos ha demostrado mejorar su calidad de vida y disminuir la gravedad de las crisis. Este fue otro de los mitos que tuve que desmentir a esta familia. Sin embargo, hay algunos aspectos que deberías tener en cuenta:

- Evita el ejercicio físico si está pasando por una infección respiratoria.

• Consulta con su pediatra si necesita usar el inhalador antes de hacer ejercicio.

• El comienzo del ejercicio debe ser gradual, con un buen calentamiento previo. ¡Nada de lanzarse a lo Usain Bolt sin calentar!

• A veces, el frío puede desencadenar una crisis de asma. En invierno enséñale a respirar por la nariz a través de una prenda que caliente el aire (braga, bufanda).

En cuanto a los niños con alergias ambientales (polen, gramíneas, etcétera) es mejor evitar el ejercicio al aire libre en días con alta concentración de alérgenos.

9. Si mi hijo tiene una enfermedad del corazón, ¿puede hacer deporte?

En general, sí. El deporte está contraindicado cuando su enfermedad cardiaca se halla descompensada. A veces puede ser necesario adaptar el ejercicio según el tipo y la gravedad de la cardiopatía del niño. Esta valoración la hará el cardiólogo pediátrico, quien evaluará, además de la historia clínica, la exploración física y un electrocardiograma básico, la necesidad de realizar otras pruebas complementarias. En ocasiones, se desaconseja el deporte de competición, pero se promoverá la actividad física adaptada para disminuir el sedentarismo y, con ello, el riesgo cardiovascular. ¡Hacer ejercicio, sí, pero a su ritmo!

¿Y en el caso de que padezca otras enfermedades? Hay algunas contraindicaciones relativas a la práctica de deportes de contacto en niños con pérdida de visión, aquellos que solo tienen un riñón, alteraciones de la coagulación o problemas medulares graves. Además, los deportes acuáticos están contraindicados en casos de una epilepsia que no esté bien controlada.

10. ¿Es necesario hacer una revisión médica antes de realizar deporte?

¡Sí! A través de estos reconocimientos médicos se detectan factores de riesgo de muerte súbita, se previenen o se localizan lesiones, se realizan intervenciones preventivas (alimentación, hidratación) y se diagnostican enfermedades, principalmente cardiacas. La Sociedad Europea de Cardiología y el Comité Olímpico Internacional recomiendan un cribado sistemático previo al desempeño deportivo y de forma repetida. En España, la Sociedad Española de Cardiología Pediátrica y Cardiopatías Congénitas y el Consejo Superior de Deportes recomiendan que «los niños mayores de 6 años que practiquen o vayan a practicar deportes de competición [ya sea el del cole o federado] deben ser sometidos a un reconocimiento cardiovascular básico y debería ser repetido cada dos años».

Este chequeo debería incluir un cuestionario sobre antecedentes personales y familiares, síntomas que note el niño con la práctica deportiva (palpitaciones, mareo, falta de aire), toma de tensión arterial y saturación de oxígeno y una exploración física completa. En función de los hallazgos, se puede determinar la necesidad de ampliar el estudio con otras pruebas diagnósticas, como un electrocardiograma o una prueba de esfuerzo.

En el caso de Pablo, le diría que sí puede ir al gimnasio. Que no hay una edad mágica para empezar, sino una forma segura de hacerlo. Eso sí, con cabeza, con ejercicios adaptados a su edad y supervisado por un profesional que sepa lo que hace (y no por el típico chaval que ha visto tres vídeos en TikTok y se cree entrenador personal).

Porque el deporte, bien hecho, ya has visto que no solo no es perjudicial, sino que representa una inversión en salud, incluso aunque lleves un inhalador en el bolsillo.

12

«NO PONGAS EL AIRE ACONDICIONADO, QUE SE VA A RESFRIAR» Y 10 COSAS MÁS SOBRE PREVENCIÓN EN VERANO

1. La exposición solar en niños.

2. ¿Qué fotoprotector elijo?

3. ¿Cómo elegir unas gafas de sol para tu peque?

4. Playa, piscina, ¿qué debes saber?

5. Prevención de ahogamientos.

6. ¿Existe el corte de digestión?

7. Puedes, y debes, utilizar el aire acondicionado y el ventilador con tus peques.

8. ¿Qué es un golpe de calor y cómo prevenirlo?

9. ¿Cómo prevenir las picaduras de mosquito?

10. ¿Cómo prevenir el mareo en el coche?

No falla. Se acerca el verano y con él la avalancha de preguntas de las familias sobre temas relacionados con la época estival: ¿cuándo puedo bañar a mi bebé en la piscina?, ¿qué crema solar le echo?, ¿puedo poner el aire acondicionado?… Así que voy a intentar resumirte las dudas más frecuentes en este capítulo.

1. LA EXPOSICIÓN SOLAR EN NIÑOS

Un mito muy extendido es que «los niños no se queman» o que «para tomar el sol hay que hacer callo». No solo es que esta primera afirmación sea falsa, sino que además los menores de 3 años tienen la piel tan sensible que poseen un mayor riesgo de sufrir quemaduras solares (tanto en la piel como en los ojos). En cuanto a la segunda creencia, ese callo tiene memoria; es como un diario de agravios solares que tu piel guarda para vengarse más tarde con envejecimiento cutáneo precoz, manchas, cáncer de piel o cataratas oculares. No te confíes y protege a tus peques como si fueran vampiros en una playa nudista.

Antes de ponernos manos a la obra, conviene que interiorices uno de los mantras de este capítulo:

EVITA LA EXPOSICIÓN SOLAR DIRECTA EN MENORES DE 6 MESES.

Recomendaciones para protegernos del sol

- EVITAR LA EXPOSICIÓN SOLAR PROLONGADA
- EVITAR LA EXPOSICIÓN SOLAR EN LAS HORAS CENTRALES DEL DÍA (11-17 H)
- LA MEJOR FOTOPROTECCIÓN SON LAS 3S (SOMBRA, SOMBRILLA Y SOMBRERO)
- CUBRIR CON ROPA LA MAYOR PARTE DEL CUERPO: GORRO, CAMISETA, BERMUDA Y GAFAS DE SOL (ROPA CON FOTOPROTECCIÓN)
- FOTOPROTECTOR SOLAR EN NIÑOS > 6 MESES

2. ¿Qué fotoprotector elijo?

De nada sirve que escojas la crema solar ideal para tu hijo si vas a ir a la playa a las dos de la tarde para estar a plena solana tres horas. Por eso, pon en práctica las medidas que te he explicado anteriormente y aplica el fotoprotector cuando corresponda. Otra creencia que circula es que «Si ya está moreno, no necesita crema solar». Nos ponemos morenos porque nuestra piel crea melanina; sin embargo, los efectos perjudiciales del sol se siguen manteniendo. ¿Lo sabías? Repasemos los requisitos que debe tener un fotoprotector para tu peque:

Requisitos del fotoprotector

- QUE PROTEJA FRENTE A RAYOS UVB Y UVA
- ELIGE EL TIPO DE FILTRO EN FUNCIÓN DE LA EDAD Y LA PIEL DE TU PEQUE
- FACTOR DE PROTECCIÓN > 30, IDEAL 50
- RESISTENTE AL AGUA (*WATERPROOF*)
- PREFERIBLE EN CREMA QUE EN ESPRAY
- APLICAR BASTANTE CANTIDAD EN CUERPO Y LABIOS (DEPENDIENDO DEL FOTOPROTECTOR ALGUNOS HAY QUE APLICARLOS 15-30 MIN ANTES)
- APLICAR DE NUEVO A LAS 2 HORAS Y AL SALIR DEL AGUA
- NO UTILIZAR LOS ABIERTOS DEL AÑO ANTERIOR

Fotoprotectores según la edad

< 6 meses
- EVITAR LA EXPOSICIÓN SOLAR DIRECTA
- NO APROBADOS FOTOPROTECTORES SOLARES
- UTILIZAR SOLO MEDIDAS ANTERIORES

> 6 meses / filtro mineral o físico

- IDEALES EN MENORES DE 3 AÑOS
- CONTIENEN MINERALES: ÓXIDO DE ZINC, DIÓXIDO DE TITANIO...
- ACTÚAN REFLEJANDO LAS RADIACIONES SOLARES COMO UNA PANTALLA O ESPEJO SIN ABSORBERSE
- COMO NO SE ABSORBEN SON MUY SEGUROS
- SON ESPESOS Y DIFÍCILES DE EXTENDER
- IDEALES PARA PEQUES CON DERMATITIS ATÓPICA

> 3 Años / filtro químico u orgánico

- LLEVAN SUSTANCIAS QUÍMICAS QUE LA PIEL TRAGA Y ESTAS ABSORBEN LAS RADIACIONES SOLARES
- SON MÁS FÁCILES DE EXTENDER, FLUIDOS Y TRANSPARENTES
- TIENEN MAYOR RIESGO DE DERMATITIS POR CONTACTO, AUNQUE SON RARAS

No te vuelvas loco con la composición de los fotoprotectores, que seguro que la miras más que la de la bolsa de gusanitos que le da todos los domingos tu tía Toñi.

3. ¿Cómo elegir unas gafas de sol para tu peque?

Los ojos también sufren los efectos del sol, tanto a corto (conjuntivitis, quemaduras, queratitis) como a largo plazo (degeneración macular, cataratas, pterigión). De ahí la importancia de protegerlos con unas gafas. No hay una edad mínima para empezar a utilizarlas, aunque solemos recomendarlas a partir de los 6 meses, cuando se pueden empezar a hacer pequeñas exposiciones al sol de forma directa. Además, al mantenerse sentados con apoyo, no se les clavan las monturas en la cabecita.

Requisitos de las gafas de sol

1. HOMOLOGADAS
2. DEBE PONER CE (CONFORMIDAD EUROPEA), REQUISITOS ESENCIALES DE SEGURIDAD Y SALUD QUE VIENEN RECOGIDOS EN EL REGLAMENTO CORRESPONDIENTE
3. FILTRO UV 400. FILTRO QUE PROTEGE TANTO DE RAYOS UVA COMO UVB CON UNA LONGITUD DE ONDA DE MENOS DE 400 NANÓMETROS
4. CATEGORÍA DE FILTRO SOLAR 3 O 4

CATEGORÍA FILTRO SOLAR	CARACTERÍSTICAS	ABSORCIÓN	USO
0	LENTES MUY CLARAS	0–19 %	INTERIOR O CIELOS CUBIERTOS
1	LIGERAMENTE COLOREADAS	20–56 %	LUMINOSIDAD SOLAR LIGERA
2	MEDIANAMENTE COLOREADAS	57–81 %	LUMINOSIDAD SOLAR MEDIA
3	LENTES OSCURAS	82–92 %	LUMINOSIDAD SOLAR FUERTE (PLAYA, MONTAÑA, PARQUE)
4	LENTES MUY OSCURAS	> 93 %	LUMINOSIDAD SOLAR EXTREMA (ESQUÍ, ALTA MONTAÑA)

Requisitos de las gafas de sol

5. TAMAÑO ADECUADO A LA CARA DEL PEQUE
6. MONTURAS LIGERAS Y FLEXIBLES
7. LENTES RECOMENDADAS: LENTES ORGÁNICAS O DE POLICARBONATO (RESISTENTES, SEGURAS Y MUY LIGERAS) O POLARIZADAS (EVITAN REFLEJOS Y DESLUMBRAMIENTOS) O CON ANTIRREFLEJANTES

Lo más importante es que sean lentes homologadas. Debemos asegurarnos de comprarlas en sitios fiables.

4. Playa, piscina, ¿qué debes saber?

Una duda frecuente es desde cuándo pueden ir los niños a la playa o a la piscina. Seré sincera, no hay nada escrito sobre esto o que nos enseñen cuando estamos formándonos en pediatría. Así que voy a darte unas recomendaciones generales y, en función de tu peque y tus circunstancias, puedes adaptarlas.

Con respecto a la playa, pueden ir desde que nacen (aunque, como ya hemos explicado, no se recomienda la exposición directa al sol en menores de 6 meses), con su gorrito y bajo la sombrilla, a primera hora de la mañana o a última hora de la tarde. También se pueden meter al mar desde que nacen; sin embargo, el límite lo marcará la temperatura del agua. No es lo mismo veranear en Bayona que en Benidorm. Si el agua está tan fría que corta la respiración, no creo que sea muy recomendable meter a tu bebé por el riesgo de hipotermia que puede ocasionarle la inmersión.

En cuanto a la piscina, mismas recomendaciones de horario, sol y temperatura del agua. La precaución adicional con la piscina es el cloro. Los bebés, sobre todo los menores de 6 meses, tienen la piel tan sensible que el cloro puede irritarla. Por eso, te recomiendo que evites sumergirlo en piscinas cloradas. Para los mayores de 6 meses, se recomiendan baños cortos y aclarar al salir con agua de la ducha.

5. Prevención de ahogamientos

Los ahogamientos son la segunda causa de mortalidad infantil por accidente en la Unión Europea. En España, cada verano fallecen entre 20 y 30 niños por esta causa, especialmente menores de 7 años y adolescentes entre 15 y 18 años.

Los niños se ahogan EN SILENCIO y en tan solo treinta segundos. Más de la mitad de estos ahogamientos se producen en piscinas privadas. Por eso, es importante que conozcas la regla 10/20:

- Mirar al agua cada 10 segundos (mínimo).
- Tener al niño al alcance en un tiempo máximo de 20 segundos.

Y sí, aunque el niño sepa nadar mejor que Michael Phelps, aunque haya socorrista y aunque lleve sistema de flotación, sigue siempre la regla 10/20.

Por cierto, no todo vale con los sistemas de flotación. El más seguro es el chaleco, homologado y ajustado a su edad, peso y talla, que puede utilizarse desde los nueve kilos (1 año aproximadamente). Recuerda:

SI PESA MENOS DE NUEVE KILOS, SIEMPRE EN BRAZOS DEL ADULTO.

¡Cuidado con los manguitos! Sobre todo los de plástico, pues se pinchan o se salen del brazo con facilidad, y ni que decir tienen los flotadores, que además de que pueden pincharse el peque puede volcar o escurrirse por abajo.

Recuerda que elegir el mejor de los sistemas de flotación no te exime de vigilar a tu peque mientras está en el agua. ¡Nada de libros, revistas, ver el nuevo vídeo viral de TikTok o mandarle a tu suegra las últimas fotos del niño! Ojitos puestos en el agua siempre.

6. ¿Existe el corte de digestión?

Recuerdo lo eterna que se nos hacía la espera a mis primos, mis hermanos y a mí después de comer en verano. «Hasta que no pasen por lo menos dos horas y media desde que coméis, no os podéis bañar, que os va a dar un corte de digestión, hermosos», nos gritaban mis tías Sofía y Pili y mi abuela Carmen.

El nombre técnico es hidrocución, aunque muchos lo conocen como «corte de digestión» (pese a que no tenga mucho que ver con la digestión en sí). Puede ocurrir ya acabes de comer o no hayas probado bocado. ¿El motivo? Un cambio brusco de temperatura en la piel (como tirarse al agua de golpe después de estar al sol o ponerse a hacer ejercicio intenso tras una comida) hace que el cuerpo desvíe la sangre del intestino hacia la piel para regular la temperatura. ¿Y qué pasa entonces? Que el niño puede empezar con náuseas, vómitos, mareo, dolor abdominal, malestar general y, en casos graves, incluso perder el conocimiento.

Ante la sospecha de una hidrocución, primero sácalo del agua (o que pare el ejercicio), túmbalo con las piernas en alto y observa. Si no se recupera en unos minutos, ¡directos a urgencias! Como siempre, lo mejor es prevenir. Según lo contundente que haya sido la comida, espera al menos una hora si ha sido algo ligero, y hasta tres si se ha comido un ñu con guarnición, antes de volver al agua o al deporte. Y también es muy importante que si hace mucho calor se meta al agua poco a poco, nada de chapuzones bruscos, o que empiece el ejercicio suave, para que su cuerpo se adapte sin sustos.

En este caso no iba tan desencaminada mi abuela, ¿verdad?

7. Puedes, y debes, utilizar el aire acondicionado y el ventilador con tus peques

En resumen: puedes y debes ponerlos, porque el calor excesivo sí que es peligroso para la salud. Ni el aire acondicionado ni el ventilador resfrían a nadie. No, ni a ti ni a tus hijos. Los virus no aparecen con el frío (estos te los explicaré más adelante).

Ahora bien, aquí van algunas recomendaciones para usarlos con cabeza:

- Evita que el aire les dé directamente en el cuerpo para prevenir cambios bruscos de temperatura y que no se resequen las vías respiratorias.
- Con el aire acondicionado, una buena temperatura ronda los 24-25 °C. No hace falta convertir la casa en la Antártida.
- Intenta mantener una temperatura constante. No enciendas y apagues sin dejar de darle al botoncito.
- Por la noche también puedes usarlos. Un truco útil es enfriar la habitación antes de ir a dormir, así evitamos el calor sin quedarnos tiesos de frío a medianoche.

8. ¿QUÉ ES UN GOLPE DE CALOR Y CÓMO PREVENIRLO?

Un golpe de calor es una subida excesiva de la temperatura corporal por la exposición a altas temperaturas. Es como si el cuerpo se convirtiera en un horno, y puede resultar muy peligroso, incluso mortal. Los niños, al tener más proporción de agua en el cuerpo, son más propensos a sufrirlo.

Los síntomas pueden incluir mareo, vómitos, fiebre de más de 40 °C (horno humano, lo que yo te diga), dolor de cabeza, piel seca y caliente, irritabilidad, calambres, flojera, taquicardia (el corazón va a toda pastilla), respiración rápida y superficial y, en los casos graves, convulsiones o pérdida de conciencia. Es una urgencia médica. Ante la sospecha de un golpe de calor ve a urgencias. Y si el niño está inconsciente llama al 112 sin perder ni un segundo.

Te enumero las medidas para prevenirlo:

Medidas para prevenir el golpe de calor

1. AUMENTA LA INGESTA DE AGUA; LACTANCIA MATERNA O ARTIFICIAL A OFERTA (MÁS FRECUENTE)
2. EVITA PRACTICAR EJERCICIO EN LAS HORAS CENTRALES DEL DÍA
3. EVITA LA EXPOSICIÓN PROLONGADA AL SOL
4. 3S: SOMBRA, SOMBRILLA Y SOMBRERO. ADEMÁS DE CHAPUZONES FRECUENTES
5. UTILIZA AIRE ACONDICIONADO O VENTILADORES
6. UTILIZA ROPA TRANSPIRABLE Y FOTOPROTECTOR SOLAR SI TIENE > 6 MESES
7. NO TAPES EL CARRO DE TU BEBÉ CON UNA MUSELINA NI DEJES A TUS PEQUES SOLOS EN EL COCHE
8. TOMA FRUTA Y VERDURA FRESCAS PARA REPONER IONES

9. ¿CÓMO PREVENIR LAS PICADURAS DE MOSQUITO?

Otro mito extendido sobre estos chupópteros es que a los niños no les pican los mosquitos. Error. ¡Claro que les pican! Además de utilizar un repelente adecuado a su edad, recuerda seguir algunas medidas generales y físicas para que tu hijo no se convierta en su bufet libre.

Medidas generales y físicas

- EVITA PERFUMES Y ROPA CON COLORES VIVOS
- EVITA PASEAR POR RÍOS O ESTANQUES AL CAER LA TARDE
- DESINFECTA CORRECTAMENTE A LAS MASCOTAS
- USA DIFUSORES AMBIENTALES DE INSECTICIDA A > 1,5 METROS DE LOS NIÑOS
- IMPREGNA MOSQUITERAS Y FILTROS DE AIRE ACONDICIONADO CON PIRETROIDES (PERMETRINA, TETRAMETRINA...)
- USA ROPA DE COLORES CLAROS Y AMPLIA
- UTILIZA MANGA LARGA, METE LOS PANTALONES POR DENTRO DE LOS CALCETINES Y USA ZAPATO CERRADO Y GORRA
- IMPREGNA AMBOS LADOS DE LA ROPA CON PERMETRINA AL 0,5 %, DÉJALA SECAR 2 HORAS ANTES DE USARLA Y REPITE CADA 5 LAVADOS (TAMBIÉN EFICAZ CONTRA GARRAPATAS). PARA PRENDAS COMO LANA, ALGODÓN Y NAILON, PUEDE COMBINARSE CON DEET
- UTILIZA MOSQUITERAS EN VENTANAS, CAMAS, CUNAS Y CARRITOS DE BEBÉ, QUE PUEDEN IMPREGNARSE CON INSECTICIDAS
- NO USES LA PERMETRINA SOBRE LA PIEL

Repelentes según la edad:

< 2 meses → solo medidas generales y físicas.
> 2 meses → aceite de citronella.

> 6-12 meses: Bayrepe, también llamada picaridina (según las guías que se revisen o la formulación del producto).

> 12 meses: DEET (dietiltoluamida), es el más eficaz y en zonas de alta concentración de mosquitos podría utilizarse antes, consulta con tu pediatra si tu bebé tiene menos de 12 meses. Desde los 12 meses también puede utilizarse el IR3535.

> 3 años: aceite de eucalipto o de citriodiol.

Permetrina solo para la ropa (a todas las edades).

¿Cómo aplicar el repelente?

1. SIEMPRE APLICADO POR ADULTOS EN EXTERIORES O INTERIORES BIEN VENTILADOS
2. SOBRE PIEL EXPUESTA, SIN HERIDAS Y SOBRE LA ROPA
3. EVITA APLICARLO DEBAJO DE LA ROPA, CERCA DE LOS OJOS, EN LA BOCA, EN LAS MANOS O SOBRE HERIDAS
4. APLICA PRIMERO EL PROTECTOR SOLAR Y A LOS 30 MINUTOS EL REPELENTE
5. CUANDO TERMINES DE APLICARLO, LÁVATE LAS MANOS CON AGUA Y JABÓN

No son eficaces ni las pulseras ni los brazaletes ni los parches antimosquitos, porque solo protegen la piel que queda cerca. Tampoco los dispositivos que emiten ondas sonoras ni el ajo (eso déjalo para los vampiros) ni ninguna vitamina ni remedio de la abuela. Y marcar con las uñas una cruz en la frente del niño… ¡tampoco funciona!

10. ¿Cómo prevenir el mareo en el coche?

Otra consulta habitual con la llegada de las vacaciones de verano es la de los desplazamientos por carretera. Los papás de Roberto quieren ir a la playa, pero no pueden porque cada vez que lo montan en el coche se marea y vomita. «¿Qué hacemos para que no se maree, María? —me preguntan—. La abuela dice que le ponga una tirita en el ombligo, que con eso no se marean». Alerta, mito, lo que sí puede ayudarle es lo que te detallo a continuación:

¿Cómo prevenir el mareo en el coche?

1. CONDUCCIÓN SUAVE Y PARADAS FRECUENTES
2. EVITA EL AYUNO Y LAS COMIDAS COPIOSAS
3. ELIGE HORAS QUE COINCIDAN CON EL SUEÑO
4. TEMPERATURA CONFORTABLE
5. EVITA QUE FIJEN LA VISTA (PANTALLAS, CUENTOS)
6. NO FUMES EN EL COCHE Y EVITA OLORES INTENSOS
7. ES MENOS PROBABLE EL MAREO SI UTILIZAS EL ASIENTO CENTRAL
8. ROPA CÓMODA QUE NO APRIETE
9. SI CON TODO ESTO NO ES SUFICIENTE, DESDE LOS 2 AÑOS PUEDE DARSE DIMENHIDRINATO (BIODRAMINA)

No se me ocurre mejor capítulo para cerrar este primer bloque de prevención, con todas las medidas que hemos repasado.

Recuerda siempre que en la salud es mejor prevenir que tratar o, como hemos visto en algunos casos, prevenir para no lamentar.

En la enfermedad

13

«MÉTELO EN AGUA FRÍA PARA QUE LE BAJE RÁPIDO LA TEMPERATURA» Y 10 COSAS MÁS SOBRE LA FIEBRE

1. La fiebre es un mecanismo de defensa.

2. ¿Cómo medir la fiebre y cuándo se considera tal?

3. ¿Qué notarás si tu hijo tiene fiebre?

4. ¿Qué hacer si tiene fiebre?

5. ¿Qué son, cuándo y cómo usar paracetamol o ibuprofeno?

6. ¿Qué no hacer si mi peque tiene fiebre?

7. ¿Cuándo pedir cita con tu pediatra por la fiebre?

8. La fiebre no daña el cerebro.

9. El uso precoz del antitérmico no previene las convulsiones febriles.

10. No está recomendado dar un antitérmico preventivo antes de las vacunas.

¡Ay, la fiebre! Si hay un tema estrella en pediatría, ese es la fiebre. ¿Qué peque no ha tenido fiebre alguna vez? Es más, ¿cuántas sobremesas en casa de los suegros han acabado en debates acalorados sobre si es mejor un baño frío o esperar a que «el cuerpo haga su trabajo»?

Recuerdo que una vez en consulta salí a llamar al siguiente paciente y ahí estaba la abuela de Juan, con el pobre crío en brazos, envuelto en una manta digna de una expedición al Polo Norte. Me dijo con cara de alarma: «María, ¿le toca ya a Juan? Es que tiene fiebre y, como no le he dado nada, se le va a freír el cerebro si le sigue subiendo».

Sé que la fiebre despierta temores ancestrales y que puede hacer que pierdas la calma en segundos. Pero, antes de que empieces a buscar en Google «fiebre» + «urgencias» + «ayuda», voy a explicarte lo que de verdad importa sobre este tema y así, con suerte, calmar un poco esa alarma interna.

1. La fiebre es un mecanismo de defensa

Repite conmigo:

LA FIEBRE ES UN MECANISMO DE DEFENSA.

Y ahora añade:

ES NUESTRA ALIADA.

La fiebre no es una enfermedad, sino la señal de que el cuerpo está librando una épica batalla contra algún intruso indeseado; puede ser un virus (lo más habitual), bacterias, hongos o parásitos. El cuerpo, siempre tan listo, sube la temperatura para intentar achicharrar a los malos. Y es que estos bichitos necesitan temperaturas más frescas para vivir cómodamente y multiplicarse. Así que, si tu peque tiene fiebre, piensa que sus defensas están luchando como héroes de Marvel contra el villano de turno.

Al contrario de lo que suele pensarse, fiebre no significa que se necesite antibiótico. Te hablaré de ello en el decimoséptimo capítulo.

2. ¿Cómo medir la fiebre y cuándo se considera tal?

Antes de explicarte cuándo se considera que un niño tiene fiebre y cuándo no, veamos lo básico: necesitas un termómetro. Y no, tocar la frente de tu peque y decir «¡Uy, tiene fiebre!» no cuenta como medición oficial (aunque tu suegra insista en que tiene el tacto fino).

¡Ay, los termómetros! Seguro que si vas a comprar uno te perderás en la inmensidad de tipos que hay. Los de mercurio, que eran superfiables…, pero también supertóxicos (por eso los retiraron); los digitales, que son baratos, pero algo lentos; los de infrarrojos, rápidos, pero más caros y un pelín menos exactos que los digitales, y los de galio, que pretenden sustituir a los de mercurio porque no son tóxicos, pero también son lentísimos. ¡Ah!, y no olvidemos los de chupete y los de tira plástica, caros e inexactos.

¿Dónde ponemos el termómetro? Cuando medimos la fiebre lo que queremos saber es la temperatura central del cuerpo, porque la periférica (la de la piel, por ejemplo) suele ser más baja y menos fiable:

- **Rectal:** muy precisa, pero mejor que la midan los sanitarios, por riesgo de dañar el ano o el recto.
- **Axilar:** la más fácil de medir y la recomendada. ¡Un clásico que falla poco!

- **Sublingual:** se coloca la punta del termómetro debajo de la lengua y se cierra la boca. ¡Ojo! No se puede comer ni beber veinte minutos antes.
- **Frontal:** se mide en la frente con un termómetro de infrarrojos.
- **Ótica:** en el oído.

En general, para uso doméstico te recomiendo la medición axilar con un termómetro digital; fiable, fácil de usar y apto para todas las edades.

Dicho esto, se considera fiebre cuando la temperatura rectal supera los 38 °C o los 37,5 °C si la medición es axilar. ¿Y si la temperatura está un poco por debajo de esas cifras? Entonces se llama febrícula o, como suelo explicarlo a los padres, significa que el cuerpo está calentando motores, pero todavía no ha arrancado del todo.

3. ¿QUÉ NOTARÁS SI TU HIJO TIENE FIEBRE?

Además de sentir que el peque está caliente, podrás observar lo siguiente:

- **Respira más rápido:** no es que al niño le cueste respirar, sino simplemente que su cuerpo quiere meter más aire para que llegue más oxígeno y de paso ayudar a bajar la temperatura con aire fresquito, como un ventilador interno que se pone en marcha.
- **Taquicardia:** el corazón empieza a bombear más sangre, por lo que notarás sus pulsaciones aceleradas.
- **Manos o pies fríos:** el cuerpo decide hacer un recorte de circulación en zonas no vitales como manos y pies para redirigir más sangre a los órganos que más lo necesitan en ese momento,

como el cerebro, los riñones y los pulmones. A veces, esto puede hacer que las extremidades tomen un tinte azulado, pero, tranquilo, es solo el cuerpo haciendo su ajuste de prioridades.

- **Mejillas rojas:** las zonas centrales de la cara, como los mofletes, se ponen rojos. De nuevo, es una medida del cuerpo para ajustar la circulación.
- **Menos actividad de la habitual:** en teoría, los niños deberían estar más tranquilos con fiebre, pero ya sabemos que algunos no siguen el guion y con 39 °C siguen corriendo por la casa como si nada.
- **Escalofríos o tiritona:** no los confundas con la convulsión. Las convulsiones tienen síntomas diferentes (los veremos más adelante). Los escalofríos o la tiritona son un mecanismo para intentar subir la temperatura del cuerpo de manera controlada.
- **Descenso notable de los testículos en niños:** este es un fenómeno curioso. Los testículos, que suelen estar fuera del cuerpo en sus bolsas, bajan para evitar el calor excesivo. Necesitan una temperatura más baja que el resto del cuerpo, así que, cuando hay fiebre, se apartan del calor como si dijeran: «¡Esto está demasiado caliente, yo me voy a mi zona fresca!».

¿Y eso de que cuando tienen fiebre crecen? Pues un mito. La fiebre no estira ni es abono para niños, aunque la creencia diga que está creciendo cada vez que sube la temperatura del termómetro.

4. ¿QUÉ HACER SI TIENE FIEBRE?

El objetivo no es «bajar la fiebre a toda costa», sino aliviar el malestar del niño.

A veces, cuando el cuerpo está empezando a luchar contra una infección, no lograrás reducir por completo la fiebre hasta que pasen horas, días o hasta que tu peque inicie el tratamiento adecuado. Por eso, tu objetivo como padre es aliviar su incomodidad, no obsesionarte con que la fiebre baje de inmediato. Aquí van algunos consejos para hacer que tu peque se sienta más cómodo:

- **Mantenerlo fresco:** cuando me formé como pediatra en el Hospital La Paz de Madrid, uno de mis adjuntos me decía: «Gascón, salir a la sala de espera nos da mucha información del motivo de consulta de cada niño. Si viene envuelto en una manta es que tiene fiebre. Si lleva una toalla en la mano es que consulta por vómitos». ¡Cuánta razón tenía! Como la abuela de Juan, que lo traía tapado hasta las orejas. Es muy instintivo, ¿verdad? Cuando tu peque te dice que tiene frío, lo arropas. Pero, si lo que quieres es que esté cómodo y la fiebre baje, mejor no lo envuelvas. El calor extra solo ayudará a subir la fiebre aún más.
- **Mantén una temperatura ambiental confortable (22-24 °C):** evita la calefacción a tope como si estuvieras en el Sáhara. Y, si tiene fiebre en plena ola de calor, ¡pon el aire acondicionado o el ventilador!
- **Hidrata al niño:** cuando los nenes tienen fiebre pierden más líquidos de lo habitual. Asegúrate de ofrecerle agua con frecuencia para evitar la deshidratación. Si solo toma pecho o fórmula, no te preocupes, es suficiente con eso.
- **Dale un antitérmico si está incómodo:** no trates al termómetro, sino a tu hijo. Si notas que está incómodo, aunque el termómetro marque 37 °C, puedes darle el antitérmico. A veces, mis hijos ni siquiera ven el termómetro si los noto calentitos; les doy el antitérmico directamente si sé que no se encuentran bien. Y, sobre todo, no esperes a que lo valore el pediatra para darle

algo si lo necesita (como la abuela de Juan). Los pediatras creemos a los padres, aunque en el momento de la consulta no tenga fiebre.

5. ¿QUÉ SON, CUÁNDO Y CÓMO USAR PARACETAMOL O IBUPROFENO?

El paracetamol y el ibuprofeno son los dos medicamentos más utilizados para bajar la fiebre, el dolor y aliviar el malestar en los niños. Una duda habitual es cuál darle, si paracetamol o ibuprofeno.

¿Cuál le doy?

Paracetamol
- PUEDE TOMARSE DESDE QUE NACEN
- ES ANALGÉSICO (PARA EL DOLOR)
- ES ANTITÉRMICO (PARA LA FIEBRE)
- NO HACE FALTA QUE TENGA EL ESTÓMAGO LLENO PARA TOMARLO
- PUEDE DARSE CADA 4-6 HORAS
- INDICACIÓN: FIEBRE (POR EJEMPLO, FIEBRE TRAS LAS VACUNAS), MALESTAR GENERAL, DOLOR DE CABEZA...

Ibuprofeno
- A PARTIR DE LOS 6 MESES (AUNQUE, SI ES NECESARIO, PODRÍA DARSE DESDE LOS 3)
- ES ANALGÉSICO, ANTIPIRÉTICO Y ANTIINFLAMATORIO (PARA LA INFLAMACIÓN)
- ADMINISTRARLO CON EL ESTÓMAGO LLENO PORQUE ES GASTROEROSIVO
- CADA 6-8 HORAS
- INDICACIÓN: CUANDO HAYA INFLAMACIÓN (FARINGITIS, LARINGITIS, OTITIS) O SI TU PEQUE SE HA DADO UN GOLPE

Cálculo de dosis de paracetamol

ESTA REGLA QUE VOY A ENSEÑARTE SOLO VALE PARA LA CONCENTRACIÓN
100 MG/ML, Y AJUSTAMOS LA DOSIS DEPENDIENDO DE SI LO VAMOS
A DAR CADA 4 O CADA 6 HORAS

- PESO DEL NIÑO EN KG × 0,15 = … MILILITROS CADA 6 HORAS
  EJEMPLO: NIÑO DE 10 KG
  10 × 0,15 = 1,5 MILILITROS CADA 6 HORAS

- PESO DEL NIÑO EN KG × 0,10 = … MILILITROS CADA 4 HORAS
  EJEMPLO: NIÑO DE 10 KG
  10 × 0,10 = 1 MILILITRO CADA 4 HORAS

Cálculo de dosis de ibuprofeno

PARA EL CÁLCULO DE DOSIS TENDREMOS QUE FIJARNOS
EN LA CONCENTRACIÓN DE IBUPROFENO DEL JARABE

- IBUPROFENO 20 MG/ML, 100 MG/5 ML O AL 2 %
  PESO DEL NIÑO EN KG : 3 = … MILILITROS CADA 6-8 HORAS
  EJEMPLO: NIÑO DE 18 KG
  18 : 3 = 6 MILILITROS CADA 6-8 HORAS

- IBUPROFENO 40 MG/ML, 200 MG/5 ML O AL 4 %
  PESO DEL NIÑO EN KG : 6 = … MILILITROS CADA 6-8 HORAS
  EJEMPLO: NIÑO DE 18 KG
  18 : 6 = 3 MILILITROS CADA 6-8 HORAS

¿Qué puedes esperar de estos medicamentos? Le aliviarán el malestar y le bajarán la temperatura de 1 a 1,5 °C. No esperes milagros: si tiene 40 °C de fiebre y le das el antitérmico, no pienses que mágicamente pasará a no tener fiebre. Si después de darle el fármaco, su temperatura baja a unos 38,5 °C, pero el niño está mucho más cómodo, ¡perfecto! El antitérmico ha hecho su trabajo.

No alternes los antitérmicos a menos que sea estrictamente necesario. Sé que esta es una práctica que algunos médicos aún recomiendan, pero no hará que baje más rápido la fiebre. Lo que sí provocará es aumentar el riesgo de efectos secundarios y posibles errores en la dosificación. Para que te hagas una idea te contaré una anécdota: era medianoche y sonó mi teléfono. Era mi amiga Pilar: «María, te llamo porque me he equivocado al darle el medicamento a Pablo. Está con fiebre y le tenía que dar 1,5 mililitros de paracetamol, pero le he dado 3,3… ¡La dosis del ibuprofeno! ¡Y encima no la necesitaba, que estaba durmiendo plácidamente!». Por eso es mejor seguir las dosis de manera correcta y no caer en la tentación de hacer el combo de antitérmicos, a menos que sea porque el niño está muy incómodo.

6. ¿QUÉ NO HACER SI MI PEQUE TIENE FIEBRE?

Ahora hablaremos de lo que no debemos hacer cuando se trata de fiebre. En ocasiones, las buenas intenciones pueden hacer más mal que bien. Te explico por qué:

- **Salir corriendo a urgencias:** la fiebre solo es un síntoma más de una infección y, en muchos casos, constituye solo el inicio de algo como una amigdalitis. Los pediatras no tenemos una bola de cristal (¡aunque qué maravilla sería conseguir una con el título, por cierto!). Me ha pasado que he visto a peque un martes con fiebre de solo dos horas y una exploración completamente normal. Lo he vuelto a revisar cuarenta y ocho horas después y… ¡tenía amigdalitis! Si tu peque empieza con fiebre, pero le ves bien, sin otros síntomas, mejor pide cita con tu pediatra. Lo más probable es que te la den entre cuarenta y ocho y setenta y dos horas después de solicitarla, cuando la fiebre ya dé pistas al pediatra de lo que está pasando.

- **Bañarlo con agua fría (o incluso con hielo, como me han llegado a decir alguna vez):** ¡NO, NO y NO! Lo único que conseguirás es un cambio brusco de temperatura, lo que provocará mucha incomodidad, ¡y con razón!

- **Aplicar paños de agua fría:** lo mismo que el punto anterior. El cuerpo necesita estabilizar su temperatura poco a poco, no recibir un paño frío que lo desconcierte aún más.

- **Abrigar al peque:** el exceso de ropa no ayuda a bajar la fiebre; más bien todo lo contrario, hace que la temperatura suba más.

- **Aplicar friegas de alcohol:** ¡esto no solo es innecesario, sino que puede resultar peligroso! El alcohol se absorbe a través de la piel y podría causar una intoxicación. Mejor no lo intentes, no es un remedio casero fiable.

- **Dar azúcar tostado:** ¡este es todo un clásico de mi pueblo! No sé bien por qué, pero imagino que un subidón de azúcar podría hacer pensar que el niño se activa. Lo que sí te aseguro es que seguirá con fiebre, aunque lo veas con otra energía.

7. ¿Cuándo pedir cita con tu pediatra por la fiebre?

Más adelante te contaré en qué ocasiones debes acudir a urgencias, pero… ¿cuándo es el momento ideal para pedir cita con tu pediatra por la fiebre?

¿Cuándo pedir cita con tu pediatra por la fiebre?

- FIEBRE QUE DURA MÁS DE 48-72 HORAS
- TU BEBÉ TIENE ENTRE 3-6 MESES (Y NO LE HAN PUESTO VACUNAS EN LAS ÚLTIMAS 24-48 H)
- FIEBRE > 40 °C A CUALQUIER EDAD
- SI TU PEQUE TIENE FIEBRE Y ESTÁ COMIENDO O BEBIENDO POQUITO
- SI LE APARECE UNA ERUPCIÓN EN LA PIEL Y AL ESTIRARLA DESAPARECE (SI NO DESAPARECE VE A URGENCIAS)

Recuerda que, en general, te doy pautas que pueden aplicarse en muchos casos, pero, si tu peque tiene una enfermedad crónica (como trasplantes, diabetes *mellitus* tipo 1, etcétera) o simplemente te preocupa su estado general, ¡no dudes en consultar con tu pediatra! Es siempre mejor pecar de precavido y estar tranquilo.

8. LA FIEBRE NO DAÑA EL CEREBRO

¡Tranquilidad! La fiebre no es mala para el cuerpo de tu peque y mucho menos daña el cerebro. Lo que sí puede causar complicaciones es el microorganismo responsable de la infección, no la fiebre en sí.

Que la fiebre esté más alta no significa que el proceso sea más grave ni que lo cause un virus o una bacteria en particular. De hecho, a nosotros, los pediatras, la cantidad de fiebre casi nunca nos da información clave sobre qué está pasando, ¡así que no te obsesiones con la cifra que aparece en el termómetro!

9. El uso precoz del antitérmico no previene las convulsiones febriles

Sé que muchos padres se preocupan de que su hijo empiece a convulsionar si no le dan el antitérmico rápidamente. ¡Atención, esto es un mito! Te lo explicaré con más detalle en el capítulo vigesimoséptimo, pero ya te adelanto que darle el antitérmico de forma preventiva no evitará que tenga una convulsión.

10. No está recomendado dar un antitérmico preventivo antes de las vacunas

Al igual que no es recomendable dar un antitérmico para prevenir las convulsiones, tampoco debe hacerse antes de la vacuna pensando «no vaya a ser que le suba la fiebre». La fiebre que puede aparecer tras ponerle una vacuna es, de hecho, un mecanismo de defensa del cuerpo. El sistema inmunológico de tu peque está poniéndose manos a la obra para crear anticuerpos y protegerlo contra las infecciones. No interfieras en ese trabajazo.

Ahora bien, si tras la vacuna sube la fiebre y está molesto, entonces sí, dale el antitérmico para que se sienta mejor.

Espero que después de leer este capítulo hayas entendido que la fiebre no es el villano de la película, sino el mensajero que llega para darte un aviso (aunque, seamos honestos, a veces es bastante molesto). Comprenderla es el primer paso para dejar de temerla y manejarla con calma. Así que la próxima vez que el termómetro marque números «importantes», respira hondo, revisa cómo está tu peque más allá de la cifra y decide qué hacer (o qué no) sin entrar en pánico.

P. D.: El cerebro de Juan sigue intacto.

14

«NO LE HE HADO NADA PARA EL DOLOR PORQUE NO QUIERO FALSEARLO» Y 10 COSAS MÁS SOBRE EL DOLOR EN LOS NIÑOS

1. ¿Qué es el dolor?
2. ¿Qué tipos de dolor hay?
3. Todos los niños pueden sentir dolor.
4. ¿Cómo medimos el dolor en los niños?
5. No le quites importancia al dolor de tu hijo ni esperes para aliviarlo.
6. Medidas no farmacológicas para aliviar el dolor.
7. Prepara a tu peque para los procedimientos dolorosos.
8. ¿Existen los dolores de crecimiento?
9. ¿Cuándo consultar por dolor abdominal?
10. ¿Cuándo consultar por dolor de cabeza?

«María, te traigo a Covadonga porque lleva desde ayer quejándose de dolor de tripa», me dijo una mamá muy preocupada mientras la pequeña, entre suspiros, me miraba como si yo fuera la última esperanza de su drama abdominal.

Le pregunté si había notado algún otro síntoma: fiebre, vómitos… Y también lancé la pregunta clave: «¿Le has dado algo para el dolor?».

A lo que me respondió: «No le he dado nada para no falsearlo».

Este es el mito número uno sobre el dolor: el miedo a tratarlo para no enmascarar la causa que lo produce. Ya te adelanto que, si algo le duele a tu peque, ¡dale un analgésico! Esto no interferirá en absoluto para que los pediatras podamos llegar al diagnóstico correcto.

1. ¿QUÉ ES EL DOLOR?

El dolor es una sensación desagradable, creo que todos lo tenemos claro. Pero resulta que es algo subjetivo y depende de cada persona (o cada niño, en este caso). Lo curioso es que el mismo dolor puede sentirse distinto según el momento, el ánimo o incluso lo que comiste en el desayuno. Es decir, el dolor no tiene un medidor universal. Lo que para un niño puede ser una tragedia griega, para otro puede ser un simple «meh».

2. ¿QUÉ TIPOS DE DOLOR HAY?

El dolor viene en diferentes versiones, como las películas:

- **Según el mecanismo que lo produce:**
    1. **Nociceptivo:** el más común, causado por algo físico, como un golpe.
    2. **Neuropático:** cuando un nervio está dañado y decide molestar.
    3. **Psicógeno:** el misterio del dolor que no tiene una razón orgánica (pero sí existe, que quede claro).

Esto es importante para que entiendas que no siempre podemos ver la causa del dolor. Si tu peque se queja, no le digas: «Pero si no tienes nada».

- **Según su localización:**
    1. **Localizado:** solo duele donde está el problema.
    2. **Irradiado:** el dolor se extiende desde donde se encuentra el problema siguiendo el recorrido de un nervio.
    3. **Referido:** duele en un sitio, pero el problema está en otro.
- **Según su intensidad:** leve, moderado o intenso.
- **Según su duración:**
    1. **Agudo:** menos de 3 meses.
    2. **Crónico:** más de 3 meses.

3. Todos los niños pueden sentir dolor

Incluso los bebés que aún no hablan sienten dolor. Y no, no porque no puedan explicarlo significa que no lo experimentan.

¿Sabías que a las recién nacidas se les ponen los pendientes porque existe el mito de que no sienten dolor? Pues es falso. Ya desde la semana veinticuatro de embarazo, los bebés tienen sensibilidad al dolor, y muchas veces puede ser incluso más intenso porque no saben cómo manejarlo. Así que, si tu bebé llora después de una vacuna, no es por capricho.

4. ¿Cómo medimos el dolor en los niños?

Cuando los niños ya hablan, todo es más fácil: te dicen cuánto y dónde les duele, aunque a veces con una creatividad que te deja sin palabras, todo sea dicho. Ahora, con los bebés hay que sacar la lupa y prestar atención a sus señales: muecas, llanto, movimientos raros, arqueo de la espalda, etcétera.

Los pediatras utilizamos escalas especiales para medir el dolor según la edad del peque: números, colores o dibujos. Incluso hay caritas que van de la sonrisa al llanto. Así es más fácil para ellos expresarlo.

5. NO LE QUITES IMPORTANCIA AL DOLOR DE TU HIJO NI ESPERES PARA ALIVIARLO

El caso de Covadonga, por desgracia, no es aislado. El mito de «Si le doy un analgésico, falsearé el diagnóstico» está muy extendido. No importa si le das paracetamol, créeme, si tu peque tiene apendicitis, no desaparecerá mágicamente con un paracetamol. El dolor será más llevadero, pero el problema seguirá ahí, así que el pediatra podrá hacer su trabajo sin problemas de igual manera.

Otro miedo popular es pensar que darle menos dosis de analgésico «por si acaso le hace daño» es mejor. Si no le das la dosis correcta (ajustada a su peso), no conseguirás aliviar el dolor, y tu hijo seguirá sufriendo.

6. MEDIDAS NO FARMACOLÓGICAS PARA ALIVIAR EL DOLOR

Además de los clásicos analgésicos (paracetamol o ibuprofeno), que ya te expliqué en el capítulo anterior, hay otras formas de paliar el dolor que no requieren abrir el botiquín:

- **Tetanalgesia:** no, no tiene nada que ver con pesas, aunque a algún padre le haya sugerido esto el nombre. El concepto fue acuñado por el doctor Merino, un pediatra español, para referir-se al alivio que sienten los bebés al mamar mientras se someten a un procedimiento doloroso, como una vacuna o una analítica de sangre.

- **Masajes:** suaves en la tripilla si está estreñido o en los múscu-los si hay contracturas.
- **Frío:** ideal para golpes, picaduras o cuando salen los dientes.
- **Calor:** perfecto para contracturas o dolores musculares.
- **Sacarosa:** tiene un efecto calmante que ayuda a reducir el dolor en los bebés por técnicas dolorosas. «Pero si has dicho que nada de azúcar hasta los 2 años», estarás pensando. Exacto, sin embargo, se usa en una concentración muy específica y bajo supervisión médica.

Según la creencia popular, si colocas un cuchillo debajo de la cama de alguien que tiene dolor, este desaparece. Algunos dicen que el cuchillo «corta» el dolor, mientras que otros lo asocian con prácticas supersticiosas para ahuyentar las «malas energías».

Obviamente, desde el punto de vista médico no hay eviden-cia de que esto funcione (a menos que el cuchillo venga acompa-ñado de un analgésico).

7. PREPARA A TU PEQUE PARA LOS PROCEDIMIENTOS DOLOROSOS

Imagina que le dices a tu hijo «Vamos a la juguetería», y acaba en un hospital con una aguja cerca de su brazo. ¿Cómo crees que reaccionará? Pues mal, muy mal.

Siempre que tenga que pasar por un acto doloroso (como una extracción de sangre), prepáralo: explícale lo que va a pasar, haz simulacros en casa y nunca le digas que «no dolerá» si sabes que sí lo hará. La honestidad le ayudará a manejar mejor la situación, y tú evitarás traumas y desconfianza futura.

8. ¿Existen los dolores de crecimiento?

Aunque el nombre suena muy serio, en realidad ignoramos si crecer duele. Lo que sí sabemos es que muchos niños (entre 4 y 8 años) experimentan dolores misteriosos en las piernas (parte anterior de los muslos, pantorrillas o detrás de las rodillas), sobre todo por las tardes o las noches. A veces, son tan intensos que los despiertan, pero al día siguiente desaparecen como si nada.

No tienen un tratamiento específico, pero puedes aliviarlos con masajes suaves, calor local o un analgésico si es necesario. Y tranquilidad: estos dolores suelen desaparecer solos con el tiempo, aunque a veces tardan hasta dos años.

¿Cuándo debo consultar?

- SI VES QUE SON MUY FRECUENTES
- SI NO DESAPARECEN POR LA MAÑANA
- EL DOLOR LE IMPIDE HACER DEPORTE O SUS ACTIVIDADES HABITUALES
- EL DOLOR ES EN LAS ARTICULACIONES Y NO EN LOS MÚSCULOS
- SI SOLO LE DUELE UNA PIERNA (DOLOR SOLO DE UN LADO)
- SI ADEMÁS DEL DOLOR SE PONE ROJO, HINCHADO, EL PEQUE COJEA O APARECE ASOCIADO A OTROS SÍNTOMAS (FIEBRE, MANCHAS EN LA PIEL, CANSANCIO, PÉRDIDA DE APETITO O DE PESO)

9. ¿CUÁNDO CONSULTAR POR DOLOR ABDOMINAL?

El clásico «Me duele la tripa» puede significar muchas cosas, desde «No me quiero comer las acelgas» hasta algo que necesita atención médica urgente. Entonces ¿cómo saber cuándo es momento de llevar a tu peque al médico?

¿Cuándo consultar por dolor abdominal?

- DOLOR QUE PERSISTE A PESAR DE HABER ADMINISTRADO ANALGESIA (PARACETAMOL O IBUPROFENO)
- INCAPACIDAD PARA TRAGAR AGUA O COMIDA
- SI HAY VÓMITOS PERSISTENTES
- SI HAY DIARREA NOCTURNA
- DOLOR ABDOMINAL PERSISTENTE EN EL LADO DERECHO DEL ABDOMEN
- LE DESPIERTA POR LA NOCHE
- DOLOR ABDOMINAL ACOMPAÑADO DE FIEBRE
- SI EL ABDOMEN ESTÁ DURO, TENSO O HINCHADO
- DOLOR ABDOMINAL EN UN NIÑO QUE HA SIDO OPERADO RECIENTEMENTE DEL ABDOMEN

10. ¿CUÁNDO CONSULTAR POR DOLOR DE CABEZA?

O, como decimos los médicos, cefalea. Todos podemos tener dolores de cabeza ocasionales, y la mayoría no son graves. Pero, cuando hablamos de niños, hay momentos en los que ese dolor de cabeza no es algo que ignorar, sino que investigar un poquito más.

¿Cuándo consultar por dolor de cabeza?

- SI EL DOLOR EMPIEZA DE FORMA BRUSCA Y ES MUY INTENSO O HA APARECIDO HACE MENOS DE 6 MESES
- DOLOR FUERTE ASOCIADO A FIEBRE O VÓMITOS
- SI EL NIÑO ESTÁ CONFUSO, IRRITABLE O NO RESPONDE CUANDO SE LE LLAMA
- SI VEMOS QUE LA CARA NO LA TIENE IGUAL DE UN LADO QUE DEL OTRO (POR EJEMPLO, SE LE CAE LA COMISURA DEL LABIO), POSEE DIFICULTAD PARA ANDAR O COORDINAR MOVIMIENTOS O PRESENTA UN LENGUAJE INCOMPRENSIBLE QUE PREVIAMENTE TENÍA
- SI EL DOLOR LE DESPIERTA POR LA NOCHE, AUMENTA AL ESTAR TUMBADO O EN UNA DETERMINADA POSTURA O ES MAYOR POR LA MAÑANA
- DOLOR DE CABEZA JUSTO DONDE EMPIEZA LA NUCA
- DOLOR QUE AUMENTA CON LOS ESFUERZOS: AL TOSER, AL ESTORNUDAR, AL HACER CACA...
- DOLOR QUE NO ES EL HABITUAL EN UN NIÑO QUE TIENE MIGRAÑA
- CEFALEA EN UN NIÑO DIAGNOSTICADO DE EPILEPSIA
- DOLOR QUE NO CEDE CON IBUPROFENO O PARACETAMOL

Ya sabes, los niños, como cualquier ser humano, sienten dolor. Por eso, alívialo hasta que encontremos (tú como padre y yo como pediatra) la causa. No tengas miedo de usar analgésicos, ya que no van a enmascarar nada importante, y tampoco subestimes el poder de un buen masaje, una sesión de tetanalgesia o, simplemente, de prepararlos para esos momentos que sabes que pueden doler.

Recuerda que no todos los dolores son iguales ni se expresan de la misma manera. Ya sea la cabeza, la tripa o un pie, tú conoces a tu hijo mejor que nadie. Si algo no te cuadra, no dudes en consultar; el pediatra está ahí para ayudarte a descifrar el misterio.

15

«HE VENIDO CORRIENDO A URGENCIAS PORQUE LLEVA 20 MINUTOS CON FIEBRE» Y 10 MOTIVOS REALES POR LOS QUE CONSULTAR EN URGENCIAS

1. Mala coloración.

2. Aparición en la piel de…

3. Comportamiento anormal.

4. Por fiebre, si además…

5. Si presenta signos de dificultad respiratoria.

6. Vómitos o diarrea persistentes… y heces con colores preocupantes.

7. Si presenta signos de deshidratación.

8. Dolor de cabeza o de tripa fuertes que no mejoran con analgésicos.

9. Por un golpe, si además…

10. Por una intoxicación o si se traga…

Hace unos años, durante una de esas guardias maratonianas en urgencias pediátricas (sí, esas donde el café se convierte en un grupo alimenticio), apareció a las dos de la mañana una madre con su hijo de unos 4 años. ¿El motivo? ¡Piojos! Sí, como lees, piojos. Y no sabía qué echarle.

Ahora, querido lector, te pregunto: ¿te parece esto un motivo para correr a urgencias como si el niño estuviera en llamas? Pensarás: «Esto debe de ser una broma». Pero no, no lo es. Que haya servicios de urgencias 24/7 no significa que se deba atender cualquier consulta de inmediato, sino que, si tu peque tiene algo que precise atención urgente, habrá un equipo sanitario dispuesto a verlo sea la hora y el día que sea.

Por eso, en este capítulo te resumo los motivos reales por los que consultar en un servicio de urgencias. (Spoiler: los piojos no están en la lista).

1. Mala coloración

Acude a urgencias con tu peque si de repente tiene mala coloración: palidez extrema, piel moteada con un patrón raro tipo «mármol antiguo» o *cutis marmorata* (como si le hubieran puesto una red morada encima de la piel) o tonos que definitivamente no están en la paleta saludable como el azul (puede ser un signo de dificultad respiratoria) o el gris (algo no va bien si presenta este color).

2. Aparición en la piel de…

Los pediatras nos hacemos expertos en el estudio de los exantemas (erupciones que aparecen de repente y que se extienden por la piel) y las manchas dérmicas. Pero no todas son iguales ni nos preocupan lo mismo.

Las que nos preocupan y por las que tienes que consultar de forma urgente son aquellas que aparecen de golpe, sobre todo si están acompañadas de fiebre o no desaparecen al presionarlas o al estirar la piel (esas son las petequias, que pueden aparecer en procesos serios como una meningitis) o si se le hinchan los labios o los párpados (podría ser una alergia, sobre todo si el peque tiene dificultad para respirar, vómitos o parece mareado).

3. COMPORTAMIENTO ANORMAL

Cuando los niños están enfermos, suelen ponerse más ñoños de lo habitual (modo mimos intensos activado), comen menos y tienen pocas ganas de jugar. Estas son las señales que realmente deben preocuparte:

- **Decaimiento extremo:** si tu peque está tan flojito que no quiere ni levantarse de la cama, no muestra interés en nada o lo pones de pie y su respuesta es un «Déjame volver al sofá».
- **Irritabilidad excesiva:** si no para de llorar, le das paracetamol o ibuprofeno y sigue igual o cuando ni siquiera tus abrazos mágicos consiguen calmarlo.
- **Comportamiento o movimientos raros:** si de repente se queda como en pausa, parece desorientado como si estuviera en un lugar desconocido o hace cosas raras con los ojos o los brazos y las piernas.

4. POR FIEBRE, SI ADEMÁS...

Primero, un recordatorio: «urgencias» no significa «mi pediatra no tiene cita, así que aquí estoy» o «vamos al hospital porque sí». Te cuento un caso real (y bastante común): «Doctora, lleva con fiebre... desde hace veinte minutos, que es lo que tardé en vestir al niño y llegar aquí».

La fiebre, aunque nos ponga nerviosos (por eso le he dedicado un capítulo entero, el decimotercero), es a menudo el primer aviso de que el organismo está luchando contra una infección. Si consultas demasiado pronto, muchas veces los pediatras no podemos identificar la causa porque, bueno…, el cuerpo no nos da aún pistas claras; no tiene foco, que decimos los pediatras.

¿Cuándo acudir a urgencias por fiebre?

- SI EL BEBÉ TIENE MENOS DE 3 MESES
- SI ESTÁ DECAÍDO, CON TENDENCIA AL SUEÑO, IRRITABLE O CON UN LLANTO QUE NO SE CALMA
- SI ADEMÁS TIENE DOLOR DE CABEZA INTENSO O RIGIDEZ DEL CUELLO
- DIFICULTAD PARA RESPIRAR
- VÓMITOS REPETIDOS
- MANCHAS EN LA PIEL

5. SI PRESENTA SIGNOS DE DIFICULTAD RESPIRATORIA

A veces llegáis a la consulta con la frase: «Es que tiene dificultad para respirar por los mocos». Y aunque entiendo que los mocos son un fastidio (porque, seamos honestos, tener la nariz taponada no es nada divertido), eso no cuenta como dificultad respiratoria. ¿Por qué? Porque también podemos respirar por la boca. Además, un buen lavado nasal puede hacer milagros en el momento (aunque se vuelva a llenar de mocos después, claro, te lo explico en el decimoctavo capítulo, que trata sobre el catarro).

Los pediatras hablamos de dificultad respiratoria para referirnos a algo más serio. Te lo detallo en la infografía.

Signos de dificultad respiratoria

- SE LE MARCAN LAS COSTILLAS AL RESPIRAR
- SE LE HUNDE LA ZONA ENTRE LAS CLAVÍCULAS AL RESPIRAR
- RESPIRA MUY RÁPIDO
- HACE PAUSAS AL RESPIRAR
- HA SUFRIDO UN EPISODIO DE ATRAGANTAMIENTO (SOBRE TODO SI DESPUÉS DE ESTE EXISTE BABEO O SIGNOS DE DIFICULTAD RESPIRATORIA)
- SE ESCUCHAN PITOS AL RESPIRAR

6. VÓMITOS O DIARREA PERSISTENTES… Y HECES CON COLORES PREOCUPANTES

No hace falta que consultes en urgencias si tu peque lleva 3-4 días vomitando de forma puntual, pero consigue tomar líquidos o algo de comida, o si tiene diarrea durante 5-6 días con cacas blandas que, aunque incómodas, no parecen una emergencia.

Ahora bien, si la cosa se pone como un grifo abierto…

- Por arriba (vomita todo, no da tiempo ni a que pruebe el agua o el suero de rehidratación porque lo devuelve en modo fuente).
- Por abajo (diarrea tan abundante que desborda pañales y no da tiempo ni a hidratarlo).
- Aparecen signos de deshidratación (lee el siguiente punto).
- Las heces tienen colores preocupantes.
- Vómitos: verdes o biliosos (no amarillos, eso es contenido gástrico), con sangre fresca o negros.
- Heces: blancas (no amarillo claro), con sangre abundante o negras.

Si aparece alguno de estos síntomas, no le des más vueltas, ¡a urgencias!

7. Si presenta signos de deshidratación

Aprendiendo estos signos podrás reconocer si tu peque está deshidratado o no.

Signos de deshidratación

- BOCA SECA O PASTOSA
- LLORA SIN LÁGRIMAS
- OJOS SECOS O HUNDIDOS
- SE LE HUNDE LA FONTANELA (LOS BEBÉS QUE AÚN LA TENGAN ABIERTA)
- NO HACE O HACE POCO PIS
- DECAIMIENTO
- IRRITABILIDAD
- SE TIRA AL AGUA O AL SUERO DE REHIDRATACIÓN ORAL

En el único caso en el que no debemos esperar a que aparezcan estos signos es en el de los bebés de menos de 1 mes de vida que rechazan la alimentación, porque se deshidratan mucho más rápido que bebés o niños mayores de esa edad.

8. Dolor de cabeza o de tripa fuertes que no mejoran con analgésicos

Ya lo detallamos en el capítulo anterior. Repite conmigo:

EL DOLOR DE UN NIÑO SE ALIVIA SIEMPRE Y, SI NO MEJORA CON PARACETAMOL O IBUPROFENO, CONSULTARÉ DE FORMA URGENTE.

9. Por un golpe, si además…

Si tu peque recibe un golpe y ves que algo no va bien (como un brazo que no parece estar en su lugar o el niño cojea, por ejemplo) o si el dolor es tan intenso que ni el paracetamol ni el ibuprofeno consiguen calmarlo, es hora de ir a urgencias. Y, si la caída viene acompañada de una herida que necesita puntos de sutura, tampoco es momento de esperar.

Ahora, si el golpe es en la cabeza, hay detalles específicos que debes tener en cuenta:

¿Cuándo acudir a urgencias tras un golpe en la cabeza?

- SI EL BEBÉ TIENE < 3 MESES
- NECESITA PUNTOS DE SUTURA
- PÉRDIDA DE CONCIENCIA
- VÓMITOS REPETIDOS O DOLOR DE CABEZA MUY FUERTE
- ADORMILADO, IRRITABLE, COMPORTAMIENTO EXTRAÑO
- MOVIMIENTOS RAROS
- SALE SANGRE O LÍQUIDO CLARO POR OREJAS O NARIZ
- CHICHÓN LLAMATIVAMENTE GRANDE

10. Por una intoxicación o si se traga…

Los niños tienen un don para llegar a todo, así que, como pediatra (y sobre todo como madre), te recomiendo que TODO lo que pueda ser tóxico (pastillas, productos de limpieza) esté fuera de su alcance: bajo llave, en armarios con seguros, escondido… ¡Lo que sea!

Si, a pesar de todo, tu peque ingiere algo tóxico, recuerda:

NO INDUZCAS EL VÓMITO NI LE DES NADA DE COMER O DE BEBER DESPUÉS Y ACUDE A URGENCIAS CON EL ENVASE DEL PRODUCTO QUE SE HAYA LLEVADO A LA BOCA.

Eso ayudará al médico a saber exactamente qué ha pasado y qué hacer: cuántas pastillas se ha tragado, qué tipo de amoniaco es, en qué porcentaje… ¡Toda esa información resulta clave!

Y, si te equivocas al administrar la dosis de un medicamento (lo más común es que ocurra con el paracetamol), también es hora de ir a urgencias, por si acaso.

Por otro lado, si tu hijo se traga un objeto punzante, un imán o una pila, también debes correr. Si es otra cosa, como una moneda, un objeto de plástico o algo que no es tóxico, tendrás que esperar a que la naturaleza siga su curso y se elimine por el pañal o el váter.

«Pero, María, ¿y si no sé si lo que se ha tragado es tóxico?». En ese caso, antes de salir corriendo, llama al Instituto Nacional de Toxicología (917 689 800), donde te indicarán si es o no tóxico y qué tienes que hacer.

Si alguna vez no estás seguro de qué hacer, confía en tu instinto paternal o maternal; será tu mejor aliado. Si notas algo raro en el comportamiento o la salud de tu hijo, no dudes en dar el paso y consultar. A veces, lo que realmente hay que vigilar en los niños es difícil de describir con palabras, pero tu intuición sabrá guiarte.

16

«NO QUIERE IR AL COLE» Y 10 SITUACIONES EN LAS QUE NO DEBES LLEVAR A TU HIJO A LA ESCUELA PARA QUE SE RECUPERE BIEN Y NO COMPARTA LOS GÉRMENES CON SUS COMPAÑEROS

1. Fiebre en las 24 horas previas.

2. Malestar o decaimiento que le impiden realizar sus actividades con normalidad.

3. Irritabilidad o llanto constantes.

4. Vómitos o diarrea en las 24-48 horas previas.

5. Enfermedad que requiere más cuidados de los que los educadores pueden ofrecer.

6. Manchas en la piel cuyo origen ignoras.

7. Signos de dificultad respiratoria.

8. Conjuntivitis sin tratar o que afecta a la visión.

9. Piojos o lombrices sin haber iniciado un tratamiento.

10. ¿Cuánto tiempo debe quedarse en casa si tiene…?

Acababa de ver a Olivia, que tenía una otitis de esas que necesitan antibiótico (te hablaré de ella más adelante), y su mamá me preguntó cuándo podría volver a la escuela infantil. A lo que le respondí: «Cuando lleve más de veinticuatro horas sin fiebre, sin haberle dado nada para bajarla, tenga la energía habitual y no se queje de dolor de oído».

Respetar los periodos de contagio resulta fundamental, no solo porque puede contagiar a otros peques, sino porque las escuelas infantiles o los coles no son enfermerías y no pueden atender a los niños cuando están enfermos. Además, cuando los peques están malitos no son capaces de seguir las actividades como deberían y se quedan atrapados en «modo zombi» en lugar de recuperarse bien.

En general, no deben acudir al cole si se presenta alguno de estos casos:

1. FIEBRE EN LAS 24 HORAS PREVIAS

Quiero hacer hincapié en esto:

PUEDE ACUDIR AL COLE SI NO HA TENIDO FIEBRE EN LAS 24 HORAS PREVIAS SIN HABERLE DADO NADA PARA BAJARLA.

La situación típica es que tu peque se despierta a las cinco de la mañana, se siente incómodo, lo tocas y está ardiendo. Le das el antitérmico y se vuelve a dormir. A las ocho lo despiertas y, como no tiene fiebre, decides que todo está bajo control y lo mandas al cole. Pero… ¡sorpresa! A las once de la mañana te llaman del colegio, porque, cuando el antitérmico pierde su poder, ¡la temperatura vuelve a subir!

Por eso, recuerda que la fiebre «desaparece» mientras el medicamento está haciendo su magia, pero, en cuanto el efecto se pasa, ¡regresa! Y esa es la razón por la que la frase anterior es tan importante.

2. MALESTAR O DECAIMIENTO QUE LE IMPIDEN REALIZAR SUS ACTIVIDADES CON NORMALIDAD

Los niños no siempre saben decirte lo que les pasa. No porque no quieran, sino porque todavía no pueden gritarte: «¡Me duele todo y me siento flojo como un muñeco de trapo!». Así que, aunque a veces no pueda explicarte todo lo que sienten, si notas que está más apagado de lo habitual, sin ganas de jugar o de moverse, déjalo en casa a ver por dónde sale la cosa.

3. IRRITABILIDAD O LLANTO CONSTANTES

Este punto es de pura lógica: si no sabes por qué está llorando tu peque, es probable que en el cole tampoco lo sepan. Además, como ya te conté, la irritabilidad o el llanto constantes son señales claras de que algo no va bien y motivo para consultar al pediatra de forma urgente.

4. VÓMITOS O DIARREA EN LAS 24-48 HORAS PREVIAS

A veces acuden a las escuelas infantiles bebés que acaban de pasar por un proceso de gastroenteritis y los educadores, al ir a cambiarles el pañal, encuentran todavía el pastel.

Regla de oro: los peques no deben volver hasta que la situación intestinal sea tan normal como un lunes cualquiera o haga más de veinticuatro o cuarenta y ocho horas desde que vomitaron. Además, si tu pediatra te menciona algo sobre «cultivos de heces negativos» para poder volver al cole, tómatelo en serio (como en el caso de la fiebre tifoidea).

5. ENFERMEDAD QUE REQUIERE MÁS CUIDADOS DE LOS QUE LOS EDUCADORES PUEDEN OFRECER

Los niños enfermos necesitan abrazos y mimos, no compartir gérmenes en clase. Y, aunque los educadores sean maravillosos, aún no tienen mil manos para atender a todos al mismo tiempo.

6. MANCHAS EN LA PIEL CUYO ORIGEN IGNORAS

Si a tu peque le aparecen manchas en la piel y no sabes si es una dermatitis leve o el mapa de la varicela, mejor deja el cole en pausa. Hasta que el pediatra te diga si es contagioso o no, evita que la clase se convierta en un experimento epidemiológico.

7. SIGNOS DE DIFICULTAD RESPIRATORIA

Como hemos visto, si respira rápido, hace ruidos al respirar, se le marcan las costillas…, tienes que consultar con el pediatra de forma urgente.

8. Conjuntivitis sin tratar o que afecta a la visión

Dependiendo de las guías médicas que se revisen, unas te dicen que sí pueden ir al cole si ya han iniciado un tratamiento y otras que no. Sin embargo, es importante diferenciar la causa de la conjuntivitis; las hay contagiosas (como las producidas por bacterias) y no contagiosas (como las alérgicas). Por otro lado, imagina que tienes que trabajar con los ojos llenos de legañas pegajosas. Difícil, ¿no? Pues lo mismo pasa con los niños.

En general, no pueden acudir al cole si no han iniciado un tratamiento y no han sido valorados por el pediatra o si la conjuntivitis les impide la visión.

9. Piojos o lombrices sin haber iniciado un tratamiento

Vamos a abrir el melón de los parásitos más odiados por todos los padres, profes, monitores, pediatras… No sigo porque la lista es infinita, en resumen, todos los odiamos.

«Sigue teniendo liendres, así que no puede venir al cole», le he oído decir a algún profe a unos padres. Si tiene liendres (los huevos de los piojos), pero ya le has puesto un tratamiento para acabar con los susodichos, sí puede acudir al cole.

Tanto los piojos como las lombrices son causa de exclusión escolar hasta que no se haya iniciado el tratamiento. De hecho, en ambas infestaciones es necesario administrar el tratamiento en dos ocasiones, al inicio y a los diez o quince días, para cargarnos a los parásitos que hayan podido nacer de los huevos mientras.

10. ¿Cuánto tiempo debe quedarse en casa si tiene…?

Infecciones respiratorias virales

- CATARRO, LARINGITIS, FARINGITIS, BRONQUITIS, GINGIVOESTOMATITIS, HERPANGINA
- PUEDEN ACUDIR AL COLE SIEMPRE Y CUANDO NO PRESENTEN NINGUNO DE LOS PUNTOS ANTERIORES

Gripe y Covid-19

- NO ACUDIR AL COLEGIO MIENTRAS SE TENGAN SÍNTOMAS

Amigdalitis estreptocócica, escarlatina e impétigo

- INFECCIONES PRODUCIDAS POR EL ESTREPTOCOCO GRUPO A (EL IMPÉTIGO TAMBIÉN PUEDE ESTAR ORIGINADO POR EL ESTAFILOCOCO)
- A LAS 24 HORAS DE HABER INICIADO EL TRATAMIENTO ANTIBIÓTICO
- EN EL CASO DEL IMPÉTIGO, CUANDO SE CUREN LAS LESIONES O A LAS 48 HORAS DE HABER INICIADO EL ANTIBIÓTICO

Parotiditis

- 5 DÍAS DESDE EL INICIO DE LOS SÍNTOMAS

Tosferina

- 5 DÍAS DESPUÉS DE HABER INICIADO EL TRATAMIENTO ANTIBIÓTICO

Mononucleosis

- PUEDE ACUDIR AL COLEGIO DEPENDIENDO DE SU ESTADO GENERAL

Neumonía por bacterias

- A LAS 24-48 HORAS DEL INICIO DEL ANTIBIÓTICO, SIEMPRE QUE NO TENGA FIEBRE Y SE ENCUENTRE BIEN
- EN FUNCIÓN DEL ESTADO GENERAL DEL NIÑO (APROXIMADAMENTE 1 SEMANA)

Sarna

- HASTA COMPLETAR EL TRATAMIENTO

Varicela

- NO PUEDEN ACUDIR AL COLEGIO HASTA QUE TODAS LAS LESIONES ESTÉN SECAS O EN FASE DE COSTRA (HABITUALMENTE A LOS 7-10 DÍAS DE INICIO DE LAS LESIONES)

Rubéola

- HASTA 7 DÍAS DESPUÉS DE INICIAR LAS MANCHAS EN LA PIEL

Sarampión

- HASTA 4 DÍAS DESPUÉS DE INICIAR LAS MANCHAS EN LA PIEL

Enfermedad boca-mano-pie, eritema infeccioso, exantema súbito, pitiriasis rosada, pitiriasis versicolor, molusco, verrugas

- PUEDEN ACUDIR AL COLEGIO, LA INCORPORACIÓN ESCOLAR LA MARCARÁ EL ESTADO GENERAL DEL PEQUE

Imagino que decidir si llevar o no a tu hijo al cole puede ser un dilema digno de una telenovela. Pero recuerda: si no está bien, lo mejor es que se quede en casa. No solo lo ayudas a recuperarse más rápido, sino que también evitas que el resto de la clase (y los profes) se contagien.

17

«PONLE ANTIBIÓTICO PARA QUE NO SE LE COMPLIQUE» Y 10 COSAS MÁS SOBRE EL USO DE LOS ANTIBIÓTICOS

1. ¿Qué son los antibióticos?
2. Solo funcionan con bacterias.
3. La fiebre no equivale a antibiótico.
4. Siempre bajo prescripción médica.
5. La dosis importa, y mucho.
6. No compartas los antibióticos.
7. ¿Pinchado es mejor?
8. ¿Qué son las resistencias a los antibióticos?
9. ¿Qué es la alergia a los antibióticos?
10. El famoso «antibiótico de los tres días».

«Mira, María, necesito que le mandes antibiótico a Paula porque lleva cuatro días con mocos. Fuimos a urgencias el fin de semana y me dijeron que era un catarro por un virus, pero yo sé que con antibiótico mejora antes. Anda, mándale ese de los tres días por si acaso, no vaya a ser que se le complique», me dijo la mamá de Paula un día en la consulta.

Tengo una mala noticia: si tu peque tiene un catarro, el antibiótico no funcionará porque este lo producen los virus. Y ese de los tres días, ya te lo adelanto, casi nunca es necesario en pediatría; y tampoco recetamos antibióticos «por si acaso».

1. ¿QUÉ SON LOS ANTIBIÓTICOS?

Son medicamentos que, como dirían en las películas, luchan contra el mal…, pero solo si ese mal son bacterias. No sirven para virus ni para los mocos, no quitan la tos ni bajan la fiebre, y un largo etcétera que circula en la creencia popular.

Cada antibiótico es como un francotirador: va a lo que va y, si no hay bacterias que eliminar, solo pierde el tiempo (y el tuyo).

2. SOLO FUNCIONAN CON BACTERIAS

Repite conmigo:

LOS VIRUS NO SE TRATAN CON ANTIBIÓTICOS.

Seguramente sea uno de los mitos que más se repite en este libro y en la consulta de los pediatras. De verdad, no hay antibiótico que cure un resfriado, una gripe o una bronquiolitis. Lo único que conseguimos al usarlos en infecciones víricas es exponer a tu peque a efectos secundarios, resistencias y, peor aún, que el niño les coja manía a los jarabes sin motivo.

3. LA FIEBRE NO EQUIVALE A ANTIBIÓTICO

Ya expliqué en el decimotercer capítulo, sobre la fiebre, que es un mero mensajero de que algo pasa en el cuerpo de tu peque, pero no lleva el aviso de «antibiótico urgente». Puede ser un virus, una bacteria o que tu nene esté luchando como un campeón contra ese algo sin necesitar ayuda. Si hay complicaciones, el pediatra decidirá qué hacer. Pero no vale eso de «por si acaso».

4. SIEMPRE BAJO PRESCRIPCIÓN MÉDICA

¿Sobró antibiótico de la última vez que lo usaste? Pues no lo reutilices. Cada infección es un mundo, y cada tratamiento, un traje a medida. Y ojo: no le administres la dosis que «te suena» o, como he visto en alguna ocasión, la que te han recomendado en el grupo de WhatsApp de padres del colegio.

Igual que te he contado que para la fiebre o el dolor puedes darle un medicamento a tu peque, este no es el caso de los antibióticos. Además, la ley prohíbe su venta sin receta médica.

5. LA DOSIS IMPORTA, Y MUCHO

A veces recibo consultas al móvil o a través de redes sociales preguntándome cuántos mililitros hay que darle de X antibiótico. No existe una dosis estándar porque depende:

- **Del peso del peque:** si tu hijo tomó antibiótico hace un año, probablemente no sea la misma dosis porque no pesará lo mismo.
- **Del tipo de infección:** no se necesita la misma dosis para tratar una otitis media aguda, una neumonía, una amigdalitis o

una infección de la piel, ni tampoco se suministra durante los mismos días.

- **Del tipo de antibiótico:** algunos se toman cada 24 horas, otros cada 8 o 12 horas.

En cuanto a la duración del tratamiento, en ocasiones, tras ver una mejoría, se suspende el antibiótico antes de tiempo. Ejemplo: te recetan siete días de antibiótico, pero, como al cuarto día ya estás bien, lo suspendes. No lo hagas si quieres que la infección se cure bien.

Entiendo que seguir las tomas, las cantidades y los días de tratamiento puede ser un auténtico incordio. Sobre todo cuando tu hijo activa su «modo hombre lobo» en cuanto ve la cuchara o el jarabe. Pero, créeme, podría ser peor.

Déjame contarte una historia familiar que es oro puro: mi tío Luis, que tiene la friolera de 95 años, ya sabes que era practicante en mi pueblo. Pues bien, él siempre cuenta el drama que suponía ir en persona cada cuatro horas a las casas de los enfermos para pincharles el antibiótico que les había recetado el médico. ¿Te imaginas?

Por eso, piensa que la medicina ha avanzado mucho. Ahora puedes darle el antibiótico a tu hijo desde la comodidad de tu casa y, con suerte, solo dos o tres veces al día. Sí, es un rollo, pero comparado con lo de antes… ¡esto es un paseíto!

6. No compartas los antibióticos

Como ya has leído, a tu peque no le vale el antibiótico de tu sobrino o el de la vecina. Además, cuando receto un antibiótico, también tengo en cuenta si tu niño tiene alguna enfermedad crónica, alergia, etcétera. Cada tratamiento es único, como las huellas dactilares.

7. ¿Pinchado es mejor?

La respuesta corta es no, no siempre es necesario. En la mayoría de los casos, la vía oral es igual de eficaz que un pinchazo y, además, evitamos el mal rato que pasan los niños con la aguja, que puede ser un proceso bastante desagradable.

Y si no que le pregunten a mi hermana lo mal que lo pasaba cada vez que mi madre sacaba la banderilla de Benzetacil (penicilina) a pasear por unas simples anginas.

Por suerte, no siempre hace falta echar mano de la artillería pesada desde el principio. Si el estado general de tu niño lo permite, primero hay que intentar que tome el tratamiento vía oral. Por eso, ¡tranquilidad! Muchas veces con un poco de paciencia y algo de maña conseguiremos el mismo efecto sin traumatizar a nadie.

8. ¿Qué son las resistencias a los antibióticos?

Las bacterias son como los supervillanos de las películas: tienen la habilidad de mutar, cambiar de forma y desarrollar trucos para esquivar a los antibióticos. Básicamente, algunas bacterias que antes caían fulminadas con una dosis de penicilina, ahora se la toman como si fuera un batido. Han aprendido a defenderse, y eso significa que se han vuelto resistentes.

Pero ¡ojo! Esto no solo afecta a quien tiene la infección. Estas bacterias ninja pueden pasar de persona a persona (de un paciente a otro, de sanitarios a pacientes, e incluso de animales a humanos). Cuando aparece una bacteria resistente, es como si un personaje invencible entrara en escena y todos estuviéramos en riesgo.

El problema de estas resistencias no es poca cosa. Significa que necesitamos antibióticos más potentes (y muchas veces más caros), que pueden tener efectos secundarios más graves. Además, las infecciones que ocasionan las bacterias resistentes tienden a ser más complicadas, con más hospitalizaciones y menos opciones de tratamiento.

¿Por qué aparecen estas resistencias?

- Uso excesivo e injustificado de antibióticos.
- Tomarlos cuando no son necesarios.
- No seguir las pautas del tratamiento.
- Antibióticos en los alimentos. Sí, aunque suene raro, algunos alimentos tienen antibióticos porque se usan en agricultura y ganadería. Esto expone a las bacterias en los animales, y ellas también pueden volverse resistentes y transmitírnoslo al consumir los alimentos.

La próxima vez que pienses en antibióticos como la solución rápida a los males de tu peque, recuerda que usarlos de forma irresponsable es como entrenar a las bacterias para que sean más difíciles de vencer. Y, créeme, ¡nadie quiere enfrentarse a un enemigo así!

9. ¿Qué es la alergia a los antibióticos?

Así como hay alergia a los alimentos, también existen alergias a los medicamentos, y entre ellos están los antibióticos.

En los casos leves, podrías notar que después de darle a tu hijo el antibiótico aparecen manchas rojas en la piel que pican (lo que llamamos habones o urticaria, te lo explicaré más adelante) o que los labios y los ojos empiezan a hincharse como si fuera un Fraguel. También puede haber vómitos o diarrea.

En ocasiones más graves, la reacción alérgica puede incluir dificultad para respirar, mareo, pérdida de conciencia e incluso un shock anafiláctico. Y entonces, querido lector, tu peque necesita atención inmediata.

¿Qué hacer si pasa algo así? Primero, calma (aunque te entren ganas de gritarle al bote del antibiótico). Suspende el medicamento de inmediato y consulta con tu pediatra lo antes posible. Si los síntomas son graves, no lo dudes, corre a urgencias o llama al 112.

Las alergias a los antibióticos no se pueden predecir ni prevenir, pero con una vigilancia adecuada y una actuación rápida seguro que podrás manejar la situación.

10. El famoso «antibiótico de los tres días»

Ah, el antibiótico de los tres días, la estrella antibacteriana. Como la mamá de Paula, son muchas las familias que entran a consulta pidiéndolo. Entiendo que suena tentador: una dosis al día durante tres días y adiós al problema, comparado con la amoxicilina, que es como un reloj suizo: cada ocho horas, durante siete o diez días. Pero aquí va la pregunta del millón: ¿este «antibiótico mágico» sirve para algo en realidad?

Este medicamento se llama azitromicina y, aunque es verdad que se manda a troche y moche, la realidad es que casi nunca es la mejor opción, sobre todo para los niños. En las guías clínicas (esas que los pediatras leemos como si fueran el manual de instrucciones de un coche nuevo), no encontramos la azitromicina como primera elección salvo en unas pocas ocasiones muy específicas:

- Si hay alergia al antibiótico que normalmente usamos.
- Para tratar la tosferina.
- Para la neumonía causada por el *Mycoplasma pneumoniae.*

- En ciertos casos seleccionados de diarrea por *Campylobacter jejuni*.

Por ello, salvo en estos supuestos, la azitromicina no es la panacea que muchos creen. Si un médico se la receta a tu hijo sin que presente alguno de estos casos, desconfía de esa «solución fácil», que lo único que le podrá traer son efectos secundarios y resistencias antibióticas sin ofrecerle una solución.

Los antibióticos son herramientas increíbles, pero hay que usarlas bien. El mal uso y el abuso de ellos dejará a tu peque desprotegido frente a futuras infecciones. Confía en tu pediatra, sabrá cuándo es necesario y cuándo no. Y recuerda: no luchamos contra dragones con tirachinas ni tratamos virus con antibióticos.

El aparato respiratorio y las «itis»

18

«SE HA RESFRIADO PORQUE FUE SIN ABRIGO AL PARQUE» Y 10 COSAS MÁS SOBRE EL CATARRO

1. ¿Qué es, cómo se reconoce y cuánto dura el catarro?

2. ¿Qué lo causa?

3. ¿Cómo se contagia y se previene?

4. El ciclo del moco: de transparente a verde marciano.

5. ¿Cómo se diagnostica?

6. ¿Cómo se trata?

7. Remedios para los catarros: ¿qué funciona y qué es puro teatro?

8. Otros mitos sobre los catarros.

9. ¿Cuándo consultar al pediatra por un catarro?

10. Cuando la tos no se va…, piensa en tosferina.

«Hola, María, ¡socorro con los mocos de Alonso! Mira, ya son verdes. Seguro que se resfrió porque salió sin gorro el otro día».

Ay, si me dieran un euro por cada vez que escucho esta frase en consulta, me retiraría a una isla tropical. Ese día, me acerqué a Alonso y… ¡zas! Un olor como a cebolla mezclada con eucalipto me dejó noqueada. Los mocos seguían ahí, pero estoy segura de que ese combo aromático podría haber resucitado a un muerto.

Así que aquí va: una guía completa sobre los catarros. Intentaré resolver tus dudas, desmontar mitos y, de paso, ahorrarte algún que otro experimento de aromaterapia extrema.

1. ¿QUÉ ES, CÓMO SE RECONOCE Y CUÁNTO DURA EL CATARRO?

El catarro, también conocido como resfriado, infección respiratoria de las vías altas o «el invitado pesado del invierno», es la infección número uno en pediatría. ¡Un clásico de las consultas, sobre todo durante los meses fríos!

Notarás que tu hijo luce una gama de mocos casi en todos los colores del arcoíris. Además, puede presentar congestión nasal, estornudos, lagrimeo, tos, dolor de garganta, de cabeza, fiebre baja (menos de 38,5-39 °C, sobre todo en los más pequeños) y un «modo koala» por malestar general y poco apetito. Eso sí, no hace falta tener todos estos síntomas para llamarlo catarro.

Ahora, desmontemos este mito. Mucha gente piensa que el resfriado dura tres o cuatro días. Bueno, eso es cierto… si hablamos solo de la fiebre. Pero los mocos y el dolor de garganta pueden durar entre siete y diez días, y la tos, como un invitado que no sabe irse de la fiesta, puede quedarse hasta tres semanas. ¡Y ni hablemos de la sensación de que el catarro se queda a vivir con tu peque todo el invierno porque encadena uno tras otro!

2. ¿QUÉ LO CAUSA?

El catarro es obra casi exclusiva de los virus. De hecho, se han identificado más de doscientos tipos diferentes de virus como culpables, con los rinovirus que lideran la «banda de los más buscados». Por eso, no esperes que tu pediatra te diga: «Este moco es cortesía del virus tal y cual». La mayoría de las veces nos quedaremos sin ponerle nombre.

3. ¿CÓMO SE CONTAGIA Y SE PREVIENE?

Los virus del resfriado se transmiten a través de pequeñas gotitas de saliva o moco que salen volando cuando alguien con un catarro tose, estornuda, habla o deja su «marca» en superficies.

Ahora bien, olvida los mitos más famosos sobre cómo se coge un catarro:

- No es por ir sin bufanda o chaqueta.
- Tampoco por salir con el pelo mojado o dormir destapado.
- No, no es por andar descalzo.
- Ni por bañarse.
- Y mucho menos por beber agua fría o comer helado.

Repite conmigo:

NI EL FRÍO NI EL AGUA RESFRÍAN.

Eso es cosa de virus, no de la temperatura.

La mejor defensa para prevenirlo es la higiene: lavarse las manos con agua y jabón, usar pañuelos para toser y estornudar o hacerlo en el codo, utilizar mascarilla si estás acatarrado para evitar repartir virus, ventilar espacios cerrados con frecuencia o limpiar las superficies que tocan los niños.

¿Y qué hay de...?

- *Vitamina D.*

  Algunos estudios sugieren que los niños con niveles muy bajos de vitamina D (menos de 25 nmol/L) podrían beneficiarse de suplementos para reducir el riesgo de catarros. Pero, ojo, el efecto es discreto y por ahora los pediatras no lo mandamos de rutina.
- *Probióticos.*

  Parece que los probióticos tomados durante mucho tiempo podrían disminuir un poco la frecuencia de catarros. Sin embargo, su efectividad es limitada, los catarros son casi siempre procesos leves y, para colmo, estos productos no son baratos. Por eso no se recetan de forma general.

4. EL CICLO DEL MOCO: DE TRANSPARENTE A VERDE MARCIANO

Siempre les digo esto a los papás en la consulta: «¿Qué ocurre con los moratones con el paso de los días? Primero, la piel se pone roja, luego pasa por morado oscuro, negruzco, morado claro, verde oscuro, verde claro y, al final, amarillo. Pues lo mismo sucede con el color de los mocos».

Cuando empieza el catarro, los mocos suelen ser transparentes, como un grifo mal cerrado («Se le caen las velas», literalmente). Pero, a medida que pasan los días, esa fábrica nasal cambia el catálogo de colores. A continuación, te dejo un breve esquema del color de los mocos durante la enfermedad:

Transparente → Amarillo claro → Amarillo oscuro → Verde claro → Verde oscuro (los «mocostra», como los llama mi marido).

El color de los mocos nos dará una pista de en qué fase está el catarro (principio o fin), pero nada más. No significa que el niño necesite antibiótico ni que el moco verde sea un villano mayor que el amarillo.

Recuerda:

A LOS PEDIATRAS EL COLOR DE LOS MOCOS NO NOS HACE CAMBIAR EL TRATAMIENTO DE UN CATARRO.

5. ¿Cómo se diagnostica?

Basta con los síntomas. No necesitamos pruebas para diagnosticarlo, aunque de vez en cuando pedimos test rápidos para ponerle nombre al virus.

6. ¿Cómo se trata?

Primero, recordemos que no con antibiótico.

El catarro no tiene un tratamiento específico, pero puedes ayudar a aliviar los síntomas (lo que se llama tratamiento sintomático):

- **Lavados nasales:** con suero fisiológico o hipertónico (si la mucosidad es muy espesa). Son ideales antes de comer o de dormir para aliviar la congestión nasal.
- **Hidratación abundante:** ¡el agua es tu aliada! Es el mejor mucolítico que existe y es barata e inocua. Además, con el catarro el

cuerpo gasta más agua (al producir mocos, con la fiebre, para eliminar virus…).

- **Paracetamol o ibuprofeno:** si tu peque tiene fiebre, dolor de garganta o de cabeza o malestar general, pueden ayudar. Pero no los des por dar algo. Por ejemplo: «María, mi hijo sigue con mocos y le doy paracetamol cada seis horas». Si no tiene ningún síntoma que justifique su uso, no hace falta medicarlo.
- **Evitar ambientes con humo y tabaco:** el humo es el peor enemigo de las vías respiratorias. Irrita y empeora síntomas como la tos o la congestión.
- **Dormir semiincorporado:** para niños mayores de 1 año, una inclinación de treinta grados puede ser un truco para descansar mejor cuando hay congestión.

El objetivo no es curar el catarro (porque se irá solo), sino que el peque esté confortable mientras dure.

7. Remedios para los catarros: ¿qué funciona y qué es puro teatro?

Vamos a analizar esos «trucos infalibles» que se utilizan para aliviar el resfriado y separar así lo que es efectivo de lo que solo queda bien en las historias de abuelas.

- **Cebolla cortada en la cabecera de la cama.**
Se dice que los ácidos que libera al cortarla calman la tos al inhalarlos.
  - ¿Funciona? No, ningún estudio lo ha demostrado.
  - ¿Perjudica? No, salvo por el olor a ensalada ambulante que lleva el niño.

- **Ingerir ajo cocido y machacado.**
Supuestamente calma la tos y ablanda los mocos.
  - ¿Funciona? No hay evidencia científica de que funcione.
  - ¿Perjudica? Solo al aliento del niño y a su paciencia. Además, ¿qué crío se toma el ajo crudo machacado?
- **Ungüentos con mentol, VapoRub, eucalipto o alcanfor.**
Dicen que despejan las fosas nasales.
  - ¿Funciona? Efecto muy limitado, según estudios poco fiables.
  - ¿Perjudica? Sí, en el 50 % de los casos puede irritar la piel, la nariz y los ojos. Mejor evitarlo.
- **Equinácea (oral o en ungüento).**
Se cree que alivia y previene los síntomas del resfriado.
  - ¿Funciona? No hay evidencia científica.
  - ¿Perjudica? Puede provocar lesiones en la piel. No recomendado para niños.
- **Una cucharadita de miel.**
Reduce la tos nocturna y mejora la calidad del sueño.
  - ¿Funciona? ¡Sí! Cada vez hay más estudios que lo respaldan. Es barata y segura.
  - ¿Perjudica? Solo en menores de 12 meses (riesgo de botulismo). Recuerda lavar los dientes después por el azúcar.
- **Zinc.**
Se cree que podría acortar el catarro uno o dos días.
  - ¿Funciona? No hay pruebas sólidas ni una dosis estándar.
  - ¿Perjudica? Puede alterar el gusto y causar molestias gastrointestinales. No recomendado.
- **Mucolíticos y descongestionantes.**
Se dice que alivian la mucosidad y descongestionan las fosas nasales respectivamente.

- ○ Mucolíticos: en niños no han demostrado mejoría, aunque sí pueden ser útiles en adultos con enfermedades pulmonares crónicas.
- ○ Descongestionantes:
  - – Orales: contraindicados en menores de 12 años por efectos secundarios graves (cardiovasculares y neurológicos).
  - – Tópicos: útiles en mayores de 12 años, pero no más de dos o tres días por riesgo de efecto rebote.

- **Antihistamínicos.**

Supuestamente reducen los mocos.

- ○ ¿Funciona? No para el resfriado en niños. En mayores de 12 años con mucha congestión nasal pueden tener un efecto leve.
- ○ ¿Perjudica? Algunos pueden producir somnolencia.

- **Antitusivos.**

Dicen que alivian la tos actuando en el cerebro (donde está el centro que controla la tos) o en las terminaciones nerviosas de las vías respiratorias anestesiándolas.

- ○ ¿Funciona? No, ningún antitusivo ha demostrado ser mejor que un placebo en niños.
- ○ ¿Perjudica? Mucho: somnolencia, depresión respiratoria, convulsiones, estreñimiento, adicción… Por eso, están contraindicados en menores de 2 años (dextrometorfano, cloperastina) y en menores de 12 años (codeína).

8. OTROS MITOS SOBRE LOS CATARROS

- **«La leche produce mocos».**

Este mito es un clásico, pero ya es hora de despedirlo. Los niños, sobre todo los más pequeños, pueden tener entre ocho y diez catarros al año, y casualmente en los dos primeros años de vida toman mucha leche. Esto ha llevado a pensar que la leche es la culpable de los mocos. Siento decirte que, si se la quitas o la reduces, no hará que mejore el catarro.

- **«El zumito de naranja todos los días previene el catarro».**

Otro mito que se trasmite de generación en generación. Es cierto que el zumo de naranja contiene vitamina C, pero muchas otras frutas y verduras también (el kiwi, la piña, la fresa, el brócoli, el limón…). Un déficit de vitamina C puede causar escorbuto, pero eso no tiene nada que ver con el resfriado. Aunque altas dosis de vitamina C podrían reducir el catarro en uno o dos días, no evitarán que llegue ni disminuirán su intensidad. Mejor opta por una dieta equilibrada y dale las frutas enteras: ¡más fibra, menos azúcar y dientes felices!

- **«Me da miedo que le bajen los mocos al pecho».**

No, los mocos no cogen un ascensor y bajan al pecho. Lo que realmente puede extenderse es el virus, provocando infecciones como bronquitis o neumonía. Pero ni los antibióticos ni las pociones mágicas previenen estas complicaciones.

- **«No lo bañes si está acatarrado porque se resfría más».**

Pobres niños, llenos de mocos pegajosos, oliendo a cebolla por ese remedio casero y, encima, sin baño porque «el agua resfría». El agua no agrava el catarro, y un baño puede ser hasta relajante y útil para despejar las vías respiratorias.

9. ¿Cuándo consultar al pediatra por un catarro?

Aunque la mayoría de las veces el catarro es inofensivo, hay momentos en los que conviene consultar al pediatra.

¿Cuándo consultar?

- FIEBRE DURANTE MÁS DE 3 DÍAS
- DOLOR DE OÍDOS O SI SALE PUS POR ELLOS
- TOS DE PERRO O DE FOCA
- TOS QUE DURA MÁS DE 3-4 SEMANAS
- DIFICULTAD PARA RESPIRAR
- SI EL NIÑO NO TRAGA BIEN A PESAR DE DARLE PARACETAMOL O IBUPROFENO
- DECAIMIENTO O IRRITABILIDAD
- MANCHAS EN LA PIEL

10. Cuando la tos no se va…, piensa en tosferina

La tosferina, también conocida como *pertussis*, coqueluche o «la tos de las fieras» es una infección respiratoria provocada por la bacteria *Bordetella pertussis*, que se transmite por aerosoles. Aunque suene a reliquia del pasado, sigue muy activa. Y lo peligroso es que al principio se disfraza de catarro común: moquitos, fiebre baja y una tos aparentemente normal… hasta que empieza a no tener fin.

La enfermedad pasa por tres fases. Primero, la fase catarral, que dura una o dos semanas y que se parece tanto a un resfriado que con toda probabilidad ni tu pediatra sospechará nada. Después llega la fase paroxística, la más característica, con ataques de tos repetitivos que pueden acabar con vómitos, agotamiento y el famoso «gallo inspiratorio», ese sonido agudo al coger aire tras las crisis. En los bebés, incluso pueden dejar de respirar durante unos segundos (pausas de apnea). Y, por último, la fase de convalecencia, que puede alargarse durante semanas (o incluso meses) con una tos persistente que no se va.

Tanto adolescentes como adultos, aunque con síntomas más leves, pueden contagiar sin saberlo, y eso es un problema cuando hay bebés cerca. Los menores de 4 meses son los más vulnerables: aún no están completamente vacunados y en ellos la enfermedad puede complicarse. De ahí la insistencia de los pediatras de no besar a los niños.

La mejor forma de proteger es la prevención: la vacunación infantil se administra en varias dosis durante los primeros años y se refuerza en la adolescencia. Y durante el embarazo, a partir de la semana veintisiete. Se recomienda una dosis en cada embarazo para que los anticuerpos lleguen al bebé a través de la placenta. Esta protección temprana es clave para evitar males mayores en los bebés.

Además, tiene tratamiento, que en este caso es la azitromicina, que también se receta a convivientes cercanos como medida preventiva.

¡Ya sabes! Si la tos dura demasiado y no mejora, sospecha. Porque a veces lo que empieza como un catarro podría no serlo.

Seguro que tras leer este capítulo te has dado cuenta de que los mocos son inevitables, algunos mitos indestructibles y que los remedios caseros a veces son más ficticios que un teatro de Broadway. Y que, aunque los resfriados no necesitan antibiótico, sí requieren toneladas de abrazos y paciencia. Al final, los niños no recordarán los sueros ni los pañuelos, pero seguro que se acordarán de esos días en los que los cuidaste con todo tu amor…, aunque olieran a cebolla.

19

«SIEMPRE QUE HAY PLACAS NECESITA ANTIBIÓTICO» Y 10 COSAS SOBRE LAS «ITIS» MÁS FRECUENTES EN LOS NIÑOS

1. Laringitis.

2. Faringitis, amigdalitis o faringoamigdalitis.

3. Gingivoestomatitis herpética.

4. Otitis.

5. Adenitis cervical.

6. Conjuntivitis.

7. Bronquiolitis.

8. Balanitis y vulvovaginitis.

9. Cistitis y pielonefritis.

10. Apendicitis.

«Siempre estamos con una "itis" con esta niña. Si no es laringitis, es faringitis, si no es otitis, es conjuntivitis. ¿No se va a dejar alguna?», me dijeron los padres de Adriana en la consulta. Vamos a repasar las «itis» más frecuentes de las que hablaba la familia de Adriana. ¡Parece que ese invierno las iba coleccionando como si fueran cromos!

1. LARINGITIS

Es una inflamación causada por virus de la laringe, donde se alojan las cuerdas vocales, típica de niños menores de 5-6 años y que suele aparecer en otoño o a principios de invierno. Se transmite, como la mayoría de las «itis», por el que llamaremos a partir de ahora nuestro «mecanismo habitual»: secreciones respiratorias compartidas y objetos contaminados.

Empieza con síntomas parecidos a los de un catarro, pero lo que la hace reconocible y nos da el diagnóstico a los pediatras es la característica tos de perro (que puede durar entre siete y diez días), asociada a ronquera o afonía a lo Vito Corleone. Incluso cuando los niños lloran o tosen pueden hacer un ruido al coger aire llamado estridor, y solo en los casos más graves pueden presentar dificultad para respirar.

El plan de ataque consistirá en ibuprofeno y, si la cosa se pone seria, un corticoide oral que tu pediatra te recetará. Remedios caseros como evitar el ambiente seco (usar un humidificador, dejar correr agua caliente en el baño para que se llene de vapor y respirarlo durante diez o veinte minutos) o con humo y abrir el frigorífico para respirar ese aire por su efecto antiinflamatorio pueden aliviar.

Así que, no solo es que el frío no resfríe, ¡sino que a veces hasta ayuda!

2. FARINGITIS, AMIGDALITIS O FARINGOAMIGDALITIS

Es una inflamación de la garganta y, dependiendo de si solo afecta a la faringe (faringitis), a las amígdalas (amigdalitis) o a toda la zona (faringoamigdalitis), los pediatras la bautizamos de una u otra forma. Los virus suelen ser los protagonistas de esta enfermedad, sobre todo en menores de 4 años, aunque a veces las bacterias (como el famoso estreptococo) se animan a participar. ¿El modo de transmisión? Nuestro mecanismo habitual.

El síntoma principal es el dolor de garganta, que puede venir acompañado de mal aliento, babeo, fiebre, ganglios inflamados, vómitos, dolor abdominal o incluso mocos y tos (si es vírico).

Para diagnosticarla a veces basta con explorar al niño. Si hay llagas o aftas, los culpables son los virus (como en la herpangina, que nada tiene que ver con el herpes, a pesar de lo que se piensa, sino con el Coxsakie). En caso de duda, como cuando hay pus, tu pediatra realizará una prueba rápida en consulta para cazar al estreptococo. Si el test es positivo, toca antibiótico. Si es negativo, con tratamiento sintomático será suficiente.

¡No te dejes engañar por las placas! Esa guarrería blanca puede ser obra tanto de virus (como el de Epstein-Barr que causa la mononucleosis infecciosa) como de bacterias. En este caso, ¡ni los virus ni las bacterias discriminan a la hora de hacer el trabajo sucio!

3. GINGIVOESTOMATITIS HERPÉTICA

¿Esa calentura que te aperece en el labio cuando el estrés te ataca? Es un herpes (virus herpes simple tipo 1), y a veces, cuando tu peque lo contrae por primera vez, puede aparecer la gingivoestomatitis herpética. Tranquilo, el nombre asusta más que lo que es en sí. Normalmente, este virus pasa desapercibido, pero, cuando decide hacerse notar, lo hace con estilo. ¿Cómo llega? Por nuestro querido mecanismo habitual.

Los síntomas de la gingivoestomatitis son aftas dolorosas por toda la boca, encías tan hinchadas que parecen querer tragarse los dientes (y pueden sangrar, lo que llamamos gingivitis), mal aliento, babeo, fiebre alta de 39-40 °C y un peque que no querrá ni oír hablar de comer porque le duele.

Se diagnostica explorando al paciente y el tratamiento es sintomático. Por cómo se les pone la boca, evita darle alimentos muy calientes, ácidos, amargos y duros para minimizar el dolor. ¡Darle un zumito de naranja puede ser una auténtica tortura! Sin embargo, si se diagnostica de forma precoz, tu pediatra puede recetarle un antiviral, pero olvídate del antibiótico.

4. Otitis

Cuando Adriana tuvo otitis, su padre llegó con una lista de dudas: «¿Puede bañarse en la piscina? ¿Seguro que solo necesita ibuprofeno? Y quizá debí haber usado más el bastoncillo para quitarle toda esa cera, ¿no?». Bueno, aclaremos todo esto.

En primer lugar, hay dos tipos de otitis que ni son lo mismo ni se manejan igual. Por un lado, está la otitis externa aguda (OEA), que es como si el canal auditivo tuviera una fiesta de bacterias u hongos y se extendiera al pabellón auricular o al tímpano. Y, por otro, tenemos la otitis media aguda (OMA), donde el tímpano y el oído medio se convierten en la *rave* privada de virus y bacterias, como el famoso neumococo.

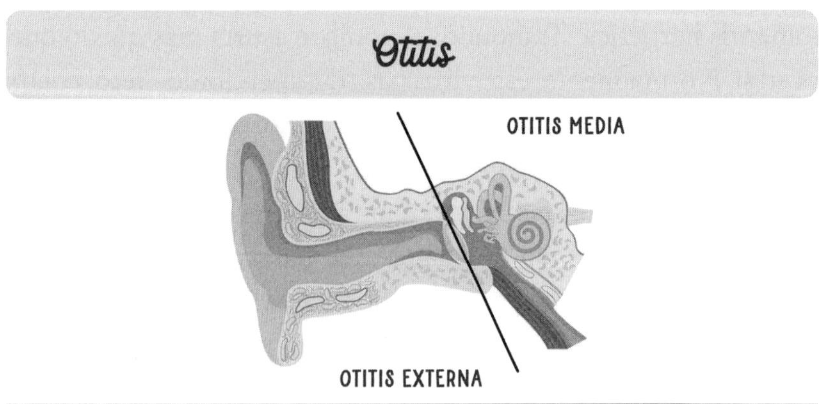

La OMA es una de las infecciones más comunes en niños. ¡Tanto que ocho de cada diez la tendrán al menos una vez en la vida! Por lo general, cuando el peque está resfriado, empieza a quejarse de dolor de oído después de unos días, puede o no tener fiebre y, si el tímpano se rompe, aparece pus por la oreja (¡supuración!). Los pediatras la diagnosticamos con el otoscopio, y no siempre necesita antibiótico (como Adriana). De hecho, el 80 % de los casos se resuelven con ibuprofeno o paracetamol. Solo si el dolor dura más de dos o tres días, hay afectación del estado general, supuración o si afecta a ambos oídos, pautaré antibiótico. Y sí, ¡Adriana podía bañarse en la piscina!

La OEA es más común en verano, a diferencia de la OMA, que es más frecuente en otoño e invierno. La OEA es también conocida como la «otitis del nadador», porque nadar o pasar mucho tiempo en el agua como si fueras un coleóptero (ya sea en la playa o en la piscina) pueden desencadenarla, al igual que el uso de bastoncillos. El principal síntoma es el dolor de oído, que empeora al tocar la oreja (puede ponerse roja) o al masticar. El tratamiento son gotas de antibiótico o antifúngico para el oído y analgésicos para el dolor. Solo si la infección se extiende al oído medio, necesitará antibiótico oral. Durante el tratamiento, evita que tu hijo sumerja la cabeza o se meta algo en el oído. Para prevenirla, seca bien las orejas después del baño con una toalla, usa tapones o gorros para nadar y olvídate de los bastoncillos. ¡En serio! No son necesarios. El cerumen, como los mocos, tiene su misión: proteger el oído y autolimpiarse de suciedad y células muertas.

5. ADENITIS CERVICAL

La adenitis cervical es la inflamación de los ganglios del cuello. A veces, algunas infecciones virales como la laringitis o la faringitis pueden producirla, y en esos casos los ganglios se inflaman a ambos lados del cuello durante semanas o meses. Pero cuando aflige solo un lado y la piel se pone roja y dolorosa, entonces el culpable es probablemente una bacteria como el estafilococo áureo.

El diagnóstico requiere una ecografía o un análisis de sangre en busca del causante. El tratamiento depende de si el origen es vírico o bacteriano, sintomático o antibióticos, respectivamente. En casos graves, si se forma un absceso (un pequeño bulto de pus), puede necesitar drenaje.

Si ves que un ganglio se pone en modo *glow stick* y toma un color rojo brillante, consulta con el pediatra.

6. Conjuntivitis

Cuando Adriana tuvo conjuntivitis, su mamá Arantxa me dijo preocupada: «¡Mira cómo se le ha puesto el ojo! Está todo rojo, y se ha despertado con él pegado. ¡A mí también me pican los ojos! ¿Esto se contagia? No podrá ir al cole, ¿verdad?».

El síntoma más evidente de la conjuntivitis es el ojo rojo, con lagrimeo y legañas (pueden ser claras o verdosas). A veces los párpados se pegan, lo que dificulta la visión y puede doler o picar. La causa puede ser infecciosa (virus o bacterias) y contagiarse con facilidad por el mecanismo habitual. También puede ser alérgica (polen, polvo) o por irritantes (químicos, sol).

El tratamiento dependerá de la causa: si es vírica o irritativa, valdrá solo con lavar el ojo con suero fisiológico; si es bacteriana, se necesitará antibiótico en gotitas o crema (como en el caso de Adriana), y, si es alérgica, bastará con un colirio de antihistamínico. Si el origen es bacteriano, para evitar que se propague es clave el lavado de manos (sobre todo tras darle el tratamiento a tu hijo), usar toallas individuales y no enviar al niño al cole hasta veinticuatro horas después de iniciar el tratamiento o si ya no hay secreciones. «¡Uy, María! En casa usamos la misma toalla para secarnos. Ya sé cómo me la ha pegado», me dijo Arantxa ese día.

Arantxa pensaba usar además manzanilla, pero ¡nada de eso! Esta no sirve para la conjuntivitis y, peor aún, puede añadir más bacterias al ojo.

7. Bronquiolitis

La bronquiolitis es una infección que ataca los bronquiolos, las vías respiratorias más pequeñas. El villano más frecuente es el virus respiratorio sincitial (VRS), que aparece entre noviembre y marzo, sobre todo en menores de 2 años, y especialmente en los bebés menores de 6 meses. Se transmite por el mecanismo habitual que ya hemos visto.

Empieza como un catarro común: estornudos, mocos, fiebre baja y pérdida de apetito. Pero, entre el tercer y el quinto día, algunos niños comienzan a respirar con ruidos (pitos) y dificultad. Afecta más a los bebés prematuros, los menores de 3 meses o aquellos con problemas respiratorios o cardiacos. Los pediatras la diagnosticamos fonendo en mano (o más bien en oído), aunque a veces analizamos el moco para ver qué virus es el causante o solicitamos pruebas como análisis de sangre o radiografía de tórax para descartar complicaciones.

No existe un tratamiento específico, ¡esta es la gran impotencia de los pediatras! Este es sintomático, como ya comentamos en el decimoctavo capítulo. ¡Nada de antibióticos, corticoides o jarabes para la tos! Y recuerda: los lavados nasales no tienen límite, ¡son como sus pañuelos!

¿Cuándo consultar?

- SIGNOS DE DIFICULTAD RESPIRATORIA
- HACE PAUSAS AL RESPIRAR DE VARIOS SEGUNDOS DE DURACIÓN
- PALIDEZ O LABIOS Y UÑAS AZULADOS
- EL NIÑO ESTÁ MUY AGITADO
- EL NIÑO ESTÁ DECAÍDO
- NO QUIERE COMER O VOMITA CON FRECUENCIA
- FIEBRE ALTA DE DIFÍCIL CONTROL

Lo más importante, por no tener un tratamiento específico eficaz, son las medidas preventivas.

Medidas para prevenir la bronquiolitis

1. LAVADO DE MANOS FRECUENTE CON AGUA Y JABÓN Y LIMPIEZA DE SUPERFICIES Y JUGUETES
2. EVITA AMBIENTES CON HUMO Y TABACO
3. EVITA AGLOMERACIONES CON BEBÉS
4. ADMINISTRACIÓN DE NIRSEVIMAB SEGÚN INDICACIONES (ANTICUERPO FRENTE AL VRS)
5. EVITA QUE ADULTOS CON CATARRO SE ACERQUEN AL NIÑO
6. EVITA QUE NADIE BESE A LOS BEBÉS (SALVO CONVIVIENTES)
7. UTILIZAR PAÑUELOS DESECHABLES
8. TOSER Y ESTORNUDAR EN EL HUECO DEL CODO
9. LACTANCIA MATERNA

Las bronquiolitis solían ser la gran pesadilla de los pediatras, hasta que llegó nirsevimab en octubre de 2023, un anticuerpo monoclonal que se inyecta al nacimiento o, si tu peque nace de abril a septiembre, en octubre (cuando comienza la temporada de bronquiolitis). Este avance ha significado un cambio total: la avalancha de bronquiolitis en bebés pequeños que solíamos ver ha disminuido enormemente. Ahora los casos graves son mucho más raros y casi nunca necesitamos derivar a los pequeños para que ingresen. Además, las complicaciones como la neumonía también se han reducido.

8. BALANITIS Y VULVOVAGINITIS

La balanitis es la inflamación del glande, y, si afecta también al prepucio, se llama balanopostitis. ¿Por qué ocurre? Por limpieza inadecuada, exceso de higiene o por intentar forzar el despegue del prepucio, siendo más frecuente en niños con fimosis. Y, hablando de fimosis…, hagamos un inciso.
Repite conmigo:

RETRAER EL PREPUCIO A DIARIO PARA SOLUCIONAR LA FIMOSIS ES UNA PRÁCTICA DESACONSEJADA.

La fimosis, por suerte, se resuelve sin intervención antes de los 3-4 años. Si no, tu pediatra te recetará una crema de corticoides. Si eso no es suficiente, derivará a tu hijo al cirujano. Hasta entonces, ¡olvídate del tema!
La balanitis se identifica por el dolor, el enrojecimiento, la inflamación, el pus y las molestias al hacer pis. Pero ¡ojo!, no es una infección urinaria, sino de la piel del pene. El tratamiento incluye higiene adecuada con agua y jabón neutro, analgésicos y, en algunos casos, crema con antibiótico y corticoide.
La vulvovaginitis es la inflamación de la zona vulvovaginal en niñas, que se quejan de picor, escozor, enrojecimiento, flujo vaginal

o dolor al orinar. Es frecuente en niñas de 3-7 años que comienzan a limpiarse solas. Pero, claro, si se limpian mal (de atrás hacia delante), pueden arrastrar bacterias. También puede estar causada por hongos, jabones perfumados, ropa interior ajustada o sintética y… ¡hasta lombrices que migran desde el ano! Y sí, si tu hija sigue con molestias, podría haber metido algo dentro de su vagina (¡los peques siempre tienen ese curioso interés!).

Generalmente, el diagnóstico no requiere pruebas, pero, si persiste, el pediatra podría pedir un cultivo o derivarla a ginecología. El tratamiento es sintomático, con baños de asiento, soluciones antisépticas o cremas específicas.

Medidas para prevenir la vulvovaginitis

1. ENSEÑA Y REVISA LA TÉCNICA CORRECTA DE LIMPIEZA DE LA ZONA GENITAL
2. USO DE ROPA INTERIOR DE ALGODÓN
3. EVITA LA ROPA AJUSTADA
4. EVITA EL USO DE SUAVIZANTE EN LA ROPA INTERIOR
5. EVITA JABONES PERFUMADOS PARA LIMPIAR LOS GENITALES
6. EVITA LOS BAÑOS DE ESPUMA
7. SECA BIEN LA ZONA GENITAL DESPUÉS DEL BAÑO

9. Cistitis y pielonefritis

Son infecciones del tracto urinario (ITU), pero una se queda en la zona baja (vejiga y uretra) y la otra se extiende a lo grande hasta los riñones. Son más comunes en niñas y niños no circuncidados. Los causantes más frecuentes son bacterias que llegan, como si de una carrera se tratase, del ano a la uretra. Aunque a veces, como ya hemos dicho, recorren una maratón hasta el riñón a través de la sangre.

La cistitis es más leve, con fiebre baja o ausencia de esta, y no suele afectar mucho al estado general. Se trata con antibiótico oral (salvo si es un bebé muy pequeño o no toma el antibiótico por boca) y no deja secuelas a largo plazo.

La pielonefritis es más seria. Es la infección que sube por los uréteres hasta los riñones y puede presentarse con fiebre alta, malestar general y dolor en la espalda. En este caso se suele necesitar antibiótico intravenoso (administrado en el hospital), aunque, si todo va bien, se puede continuar con oral en casa. Si se retrasa el tratamiento o la evolución no es buena, puede dejar cicatrices en el riñón (¡como una herida en la piel!).

En los bebés, los síntomas son más difíciles de reconocer. Si tienen fiebre, vómitos o no ganan peso, se sospechará que se trata de una ITU. Los niños mayores pueden quejarse al orinar, hacer pis muy seguido, pero en poca cantidad, o tener dolor en la parte baja del abdomen o en la espalda. Además, la orina puede tener un olor diferente o un aspecto raro.

Si sospechas que tu peque tiene una ITU, el pediatra hará una prueba rápida de orina (tira reactiva). Si sale alterada, se realizará un cultivo de la orina para identificar al microorganismo y ver si el antibiótico será efectivo.

Como siempre, la mejor medicina es la prevención:

Medidas para prevenir las ITU

1. BEBER MUCHA AGUA
2. NO AGUANTARSE LAS GANAS DE IR AL BAÑO
3. ENSEÑA, Y SUPERVISA, A TU HIJA A LIMPIARSE DE DELANTE HACIA ATRÁS
4. EVITA EL ESTREÑIMIENTO

5. NO ESTÉS CON EL BAÑADOR MOJADO MUCHO TIEMPO
6. SECA BIEN LA ZONA GENITAL TRAS EL BAÑO
7. TRATAMIENTO ANTIBIÓTICO PREVENTIVO EN NIÑOS CON
    MALFORMACIONES URINARIAS, POR SER MÁS PROPENSOS A SUFRIR ITU

---

10. APENDICITIS

Por fortuna, esta «itis» aún no la ha padecido Adriana, ¡y ojalá no lo haga nunca! La apendicitis es la inflamación del apéndice, un trozo de tejido que sale del colon en la parte inferior derecha del abdomen. Una de cada diez personas la padece en su vida, y no se sabe por qué ocurre. Puede ser por heces que taponan el apéndice, alguna infección o algún objeto extraño que se quede ahí atascado.

Los niños suelen comenzar con dolor en el abdomen, cerca del ombligo, que luego se mueve a la parte derecha abdominal y se intensifica. Puede ir acompañada de fiebre, náuseas, vómitos y pérdida de apetito. El diagnóstico se hace con una buena exploración y, a veces, con una ecografía o un análisis de sangre y de orina para descartar otras causas del dolor. El tratamiento casi siempre es quirúrgico, con la extracción del apéndice. Si se complica y el apéndice se perfora, la operación será más larga, y la recuperación también.

Como ves, Adriana ha escapado de muchas de las «itis» que pueden afectar a los peques, pero en el mundo de las enfermedades infantiles hay mucho más que descubrir y que te contaré a lo largo de este libro. No querrás que te destripe todo a la primera de cambio, ¿verdad?

20

«LOS NIÑOS NO TIENEN GRIPE» Y 10 COSAS MÁS SOBRE LA GRIPE

1. ¿Qué es la gripe y por qué nos cae tan mal?
2. ¿Cómo se transmite?
3. ¿Los niños tienen gripe?
4. ¿Qué síntomas produce?
5. ¿Qué complicaciones puede ocasionar?
6. ¿Cómo se diagnostica?
7. ¿Cómo se trata?
8. ¿Existe vacuna?
9. ¿Quién debe vacunarse?
10. ¿Por qué hay que vacunarse todos los años?

El papá de Miguel, un niño de 3 años, solicitó una cita telefónica porque había recibido un mensaje en el móvil que le avisaba de que ya estaban disponibles las vacunas de la gripe en el centro de salud y tenía dudas al respecto.

«Pero, María, ¿esto de la gripe no es algo de ancianos y niños con enfermedades crónicas? ¡Miguel nunca está malo! Además, yo me puse la vacuna una vez y pillé un gripazo… ¡Me da miedo vacunar al niño!».

Si alguna vez has pensado lo mismo que el papi de Miguel, acompáñame en estas líneas, donde no solo te contaré qué es realmente la gripe, sino también por qué vacunar a los niños es más importante que encontrar la última pieza del puzle en la alfombra.

1. ¿QUÉ ES LA GRIPE Y POR QUÉ NOS CAE TAN MAL?

La gripe es una infección de las vías respiratorias causada por el virus de la influenza, que llega puntual a su cita cada otoño y no se va hasta que termina el invierno. Hay tres tipos de virus: A, B (responsables de las epidemias anuales, sobre todo el A, que es el causante de las pandemias mundiales) y C (el que se conforma con producir molestias leves y pasar casi desapercibido).

2. ¿CÓMO SE TRANSMITE?

Es extremadamente contagiosa y se transmite por el mecanismo habitual del que ya hablamos en el capítulo anterior: secreciones respiratorias que se producen al toser, estornudar, contacto con superficies contaminadas, etcétera.

El periodo de incubación de la gripe es de uno a cuatro días y puede transmitirse desde un día antes de tener síntomas hasta cinco días después. Los niños son auténticas máquinas de contagio, pueden repartir gripe durante más tiempo que un adulto. Así que, si tienes un peque enfermo en casa, eres un blanco fácil.

Para prevenir el contagio, las medidas más importantes son el lavado de manos con agua y jabón, mantener limpias las superficies y respetar los periodos de transmisión antes de enviar a los peques de vuelta al cole.

3. ¿LOS NIÑOS TIENEN GRIPE?

Spoiler: sí, y también la reparten generosamente.

Si alguien os ha dicho que los niños no tienen gripe, os ha mentido con descaro. De hecho, ellos son los mayores clientes de este virus. Cuatro de cada diez niños pequeños tienen gripe cada año, y lo peor es que la comparten con una esplendidez infinita: a sus amigos, a los abuelitos que los cuidan y hasta a sus padres, aunque no tengamos derecho a ponernos malos.

4. ¿QUÉ SÍNTOMAS PRODUCE?

La gripe no es un simple resfriado. Cuando llega, lo hace a lo grande: fiebre alta (39-40 °C) de aparición repentina, escalofríos y dolor por todo el cuerpo (cabeza, garganta, articulaciones, músculos), acompañados de síntomas respiratorios como tos, mocos, dolor de garganta, ronquera y ruidos al respirar. Los niños más pequeñitos también pueden tener vómitos y diarrea. Estos síntomas pueden dar la lata entre una y dos semanas, aunque la fiebre suele ceder antes. ¡Ideal para arruinar cualquier plan!

5. ¿QUÉ COMPLICACIONES PUEDE OCASIONAR?

En general, la gripe no es grave, pero a veces se complica. De cada 100 niños, entre 5 y 25 terminan con algún problemilla añadido. ¿La complicación más común? Una otitis media aguda (en el 20-25 % de las ocasiones). En casos más serios conlleva neumonía (principal causa de ingreso, sobre todo en menores de 5 años), bronquiolitis, bronquitis, sinusitis, descompensación de enfermedades preexistentes (asma, fibrosis quística…), miositis (inflamación y gran dolor muscular), convulsiones febriles y otras complicaciones graves.

Consulta con el pediatra si:

- La fiebre dura más de cinco días.
- La fiebre vuelve después de una pausa. Por ejemplo: tu peque está con fiebre hasta un martes, el miércoles no tiene y el jueves vuelve de nuevo.
- Está irritable o adormilado.
- Tiene mal aspecto.
- Presenta dificultad para respirar.

6. ¿Cómo se diagnostica?

La gripe suele aparecer en brotes epidémicos. Si de repente todo el cole está cayendo como fichas de dominó, hay muchas posibilidades de que sea gripe. Además, hoy en día existen test nasales rápidos que nos lo confirman en pocos minutos.

Otras pruebas como la analítica de sangre y la radiografía de tórax se solicitan ante la sospecha de alguna complicación.

Si uno de tus peques o tú tenéis síntomas, ¡haz una de estas pruebas rápidas! Sobre todo si vas a estar con personas de riesgo (bebés, personas mayores, individuos con enfermedades crónicas…).

7. ¿Cómo se trata?

No hay una cura mágica, pero ya sabes que con tratamiento sintomático la enfermedad puede hacerse más llevadera: lavados nasales con soluciones salinas, hidratación abundante, ambiente húmedo, evitar lugares con humo o tabaco y, si hay fiebre, dolor o malestar, darle paracetamol o ibuprofeno.

En la España de los años cincuenta, cuando la gripe acechaba sin que aún existiera la vacuna, los remedios caseros eran la primera línea de defensa. Mi padre, médico de pueblo como yo, recuerda con una sonrisa aquellos días en que, al primer estornudo, la abuela ya estaba preparando sus «pócimas mágicas».

Uno de los brebajes estrella era una infusión de tomillo, miel y un chorrito de anís que, según decían, «espantaba el mal aire». Si la fiebre subía, no faltaba la cataplasma de mostaza en el pecho, que además de calentar te dejaba oliendo como una taberna. Y para la tos persistente nada mejor que un jarabe de cebolla y azúcar. ¡Menuda mezcla!

Pero claro, algo más «científico» había que dar, y ahí entraban los antibióticos. No importaba que la gripe fuera un virus, ¡pinchazo de antibiótico marchando! Y así nació el mito que hoy hemos heredado de que con antibiótico la gripe dura siete días, y, sin él, solo una semana.

8. ¿Existe vacuna?

Sí, te he adelantado que existe una vacuna que puede ponerse desde los 6 meses. De hecho, la gripe es la enfermedad infecciosa inmunoprevenible (con una vacuna) más frecuente en el mundo. La vacuna reduce contagios (también a los adultos), el número de consultas, hospitalizaciones y complicaciones, por no hablar de los costes indirectos de cuidadores que no pueden ir a trabajar porque tienen que atender al niño.

En España, en la actualidad, hay dos tipos de vacunas:

- **Vacunas inactivadas o muertas:** contienen el virus muerto fraccionado y se administran mediante un pinchazo por vía intramuscular.
- **Vacunas de virus vivos atenuados:** se administran por la nariz mediante un espray, solo están aprobadas desde los 2 años hasta los 18.

Ambas se pueden administrar junto con el resto de vacunas del calendario y son muy seguras. Cada temporada se ponen millones de dosis a nivel mundial sin efectos adversos importantes, siendo los más frecuentes la reacción local leve con enrojecimiento, el dolor de la zona de inyección y picor de nariz (en el caso de la vacuna intranasal).

9. ¿Quién debe vacunarse?

Otro mito es que solo deben vacunarse los ancianos o las personas con enfermedades crónicas. Error. Los niños, sobre todo los menores de 5 años, tienen riesgo de complicaciones, así que deben vacunarse. También los convivientes con bebés menores de 6 meses, embarazadas, personas con enfermedades crónicas y profesionales sanitarios. Cuantos más nos vacunemos, menos se extiende la gripe.

En cuanto a las contraindicaciones, hay muy pocas situaciones que contraindiquen la vacunación:

- Menores de 6 meses.
- La vacuna de cultivo celular y la intranasal en menores de 2 años.
- Alergia grave a una vacuna antigripal previa o a alguno de sus componentes distintos al huevo.

La vacuna intranasal está contraindicada en casos de:

- Inmunodeficiencia.
- Convivencia con personas con inmunodeficiencia grave.
- Tratamiento con salicilatos.
- Asma grave o si hay sibilancias activas (pitos a la auscultación en el momento de administrar la vacuna)

Habrá que tener precaución en caso de:

- Enfermedad febril o proceso agudo moderado o grave (si hay duda, mejor que sea valorado por el pediatra previamente).
- Alergia grave al huevo (algunas de las vacunas están realizadas en cultivo de huevo, sin embargo, esto no contraindica su administración y puede ponerse en el centro de salud).
- Síndrome de Guillain-Barré en las seis semanas posteriores a una vacuna antigripal previa.
- Púrpura trombopénica inmune en los siete días siguientes a una dosis previa de vacuna antigripal.

10. ¿POR QUÉ HAY QUE VACUNARSE TODOS LOS AÑOS?

El virus de la gripe es un maestro del disfraz. Tiene la capacidad de mutar de año en año, de forma que las defensas que producimos contra un determinado virus no son capaces de reconocerlo al año siguiente. Por eso, la vacuna se actualiza anualmente.

El papá de Miguel, después de esta charla, se quedó pensativo: «Bueno, si la vacuna no me va a dar gripe y Miguel tiene altas posibilidades de enfermar, pues… ¡vamos a vacunarle! ¡Y yo también!».

Moraleja: no creas todo lo que se dice sobre la gripe. La vacuna no te da gripe, los niños sí la padecen y los antibióticos aquí no son varitas mágicas. Vacunarse cada año es la mejor estrategia para que tu peque no pase una semana en la cama.

21

CUANDO LOS MOCOS BAJAN AL PECHO Y OTRAS 10 COSAS SOBRE LA NEUMONÍA

1. ¿Qué es una neumonía?

2. ¿Qué tipos de neumonía hay?

3. ¿Qué síntomas produce?

4. ¿Cómo se diagnostica?

5. El «principio de neumonía» no existe.

6. ¿Cómo se trata?

7. ¿Se puede complicar una neumonía?

8. No es necesario hacer radiografía de control.

9. ¿Cómo se previene?

10. Otros mitos sobre la neumonía.

Carmen, de 2 años, llegó a la consulta con su abuela Manuela. «Hola, María, vengo porque Carmen sigue con mocos desde la semana pasada y anoche tuvo fiebre. Me dijiste que era un catarrillo, pero ya sabes que el año pasado tuvo "principio de neumonía". No le hicimos radiografía para ver si ya estaba curada y, claro, a ver si no se ha curado bien».

«Manuela, eso del principio de neumonía no existe, la neumonía se tiene o no se tiene. Voy a volver a revisar a Carmen para ver de dónde viene esa fiebre y descartar que tenga neumonía», le dije.

1. ¿QUÉ ES UNA NEUMONÍA?

La neumonía es una infección de las vías respiratorias bajas, es decir, los pulmones. Por eso también se la llama pulmonía. Aunque suene grave, un 5 % de los niños tendrá una a lo largo del año, y la mayoría se trata en casa, sin necesidad de ingreso hospitalario. La causan virus, bacterias y, en casos raros, hongos.

La transmisión se produce por el mecanismo habitual, es decir, a través de las secreciones respiratorias y por compartir objetos contaminados. No existe el «durmió con el pelo mojado o cogió frío y… ¡neumonía que te crio!». Si no hay bicho, no hay neumonía.

2. ¿QUÉ TIPOS DE NEUMONÍA HAY?

Existen dos grandes grupos:

- **Neumonías típicas:** producidas por bacterias como el neumococo y el *Haemophilus*.
- **Neumonías atípicas:** causadas por virus (en niños de 2-3 años) o bacterias como el *Mycoplasma* (más frecuentes en peques mayores de 5 años y adolescentes, especialmente de mayo a julio).

No esperes que tu pediatra te diga con nombre y apellidos el virus o la bacteria responsable. Nos guiamos por la edad, los síntomas que presenta tu hijo y, en función de eso, pautamos un tratamiento u otro.

3. ¿QUÉ SÍNTOMAS PRODUCE?

• **Neumonía típica:** fiebre alta repentina, mal estado general, vómitos, pérdida de apetito, respiración rápida y tos (que a veces tarda en aparecer). En niños mayores, dolor torácico o abdominal (que puede confundirse con apendicitis).

• **Neumonía atípica:** más leve. Empieza como un catarro y luego añade cansancio, tos seca, fiebre no muy alta, broncoespasmo (pitos al respirar) y, a veces, dolor muscular o de cabeza.

4. ¿CÓMO SE DIAGNOSTICA?

Gracias a la historia clínica y la exploración física. En la auscultación es posible que los pediatras oigamos ruidos similares a los producidos por pisadas en la nieve que se llaman crepitantes. Pero, si la neumonía está en fase temprana, no se oye nada. De ahí que pidamos que vuelvas en cuarenta y ocho o setenta y dos horas si tu peque sigue con fiebre en un resfriado, porque al principio solo vemos un simple catarro. ¡Ni el mejor pediatra será capaz de distinguir, en la fase inicial, el catarro de la neumonía!

También usamos el pulsioxímetro para analizar la saturación de oxígeno, una pinza mágica con números de colores (como se la describo a mis pacientitos).

Si hay dudas, pedimos una radiografía o una ecografía. La eco es una prueba sencilla, rápida, indolora y no radia al paciente. Nos permite diagnosticar las neumonías incluso antes de que aparezcan alteraciones en la radiografía de forma inocua. Por ello, si tu pediatra diagnostica neumonía sin radiografía, no insistas porque lo tendrá claro y está ahorrándole radiación a tu hijo.

Dependiendo del estado general del niño, solicitaremos además una analítica de sangre para descartar complicaciones o buscar la causa de la neumonía y muestras de secreciones respiratorias.

5. El «principio de neumonía» no existe

Algunos conceptos en la vida son o blancos, o negros y no admiten escala de grises. Esto le pasa a la neumonía: se tiene o no se tiene, no existe el «principio de neumonía». No lo estudiamos en ninguna clase de la carrera de Medicina, ¡o yo debí de perdérmela!

¿Y por qué decía esto del «principio de neumonía» la abuela de Carmen? Puedo entender por qué la gente lo dice. En mi familia, por ejemplo, mi bisabuela falleció de una neumonía cuando los antibióticos aún no eran accesibles. Mi abuela contaba que empezó como un catarro con fiebre y tos, y que de repente la situación se complicó cuando comenzó a fatigarse. Como en aquellos tiempos la neumonía era una sentencia de muerte para muchos, lo lógico era temerla. De ahí viene el intento de edulcorar el diagnóstico con un «principio de neumonía», porque suena menos aterrador que decir directamente «neumonía».

Por suerte, hoy la historia es distinta. Así que, aunque el término siga pasando de generación en generación, conviene actualizarlo: si hay neumonía, se trata. Y, si no, no hace falta ponerle un «principio» para quitarle hierro al asunto.

6. ¿Cómo se trata?

El 90 % de las neumonías se curan en casa. Solo se ingresan a los niños muy pequeñitos, con enfermedades crónicas, si no han respondido bien al antibiótico oral, no lo toman, no comen, tienen muy mal estado general, necesitan oxígeno o hay complicaciones.

Si no hay ingreso, la neumonía se trata de la siguiente manera:

- Si tiene fiebre o dolor: paracetamol o ibuprofeno.
- Mantener al peque hidratado.
- Lavados de nariz con soluciones salinas para mantener despejadas las fosas nasales.
- Ambiente húmedo libre de humo y tabaco.
- Antibiótico solo si es bacteriana; será distinto para las típicas o las atípicas. Cumple bien el tratamiento: dosis, tomas y duración. Otro de los mitos que existe es que «las neumonías siempre necesitan antibiótico para su curación»; las de origen vírico ya sabes que no se curan con antibiótico, por lo que este mito es totalmente falso.
- Nada de mucolíticos, antitusivos, expectorantes, descongestionantes, etcétera. La tos es un mecanismo de defensa y en este caso muy necesaria para expulsar los microorganismos que están produciendo la infección.

¿Y cuándo puede ir al cole? Cuando lleve más de veinticuatro o cuarenta y ocho horas sin fiebre y el estado general del niño sea bueno (disminución de la tos, no tenga dificultad respiratoria, coma bien y tenga energía para hacer las actividades con normalidad). Algunos peques necesitan una semanita para estar al cien por cien de sus facultades.

7. ¿Se puede complicar una neumonía?

Sí. Las complicaciones más frecuentes son necesidad de oxígeno o derrame pleural (líquido en el pulmón). En este último caso, a veces se necesita un antibiótico intravenoso y extraer ese líquido con un tubito (drenaje).

Los casos raros incluyen neumotórax (aire entre las dos hojas de la pleura), empiema (pus entre las hojas pleurales), absceso (pus enquistado en el pulmón) o neumonía necrotizante (destrucción de las células del pulmón).

Si el pediatra ha dicho que tu niño tiene neumonía, lo revisará en cuarenta y ocho o setenta y dos horas para comprobar que todo va bien. Consulta antes en los casos indicados en la siguiente infografía:

¿Cuándo consultar?

- EMPEORA EL ESTADO GENERAL DEL NIÑO (DECAIMIENTO, SOMNOLENCIA, IRRITABILIDAD)
- SIGNOS DE DIFICULTAD RESPIRATORIA (RESPIRA RÁPIDO, SE LE MARCAN LAS COSTILLAS, SE LE HUNDE EL PECHO O EL ABDOMEN SUBE Y BAJA MUY RÁPIDO)
- LA COLORACIÓN DE LOS LABIOS O LAS UÑAS ES AZULADA (CIANOSIS)
- EL NIÑO VOMITA O NO TOMA EL ANTIBIÓTICO
- LA FIEBRE PERSISTE TRAS 48 HORAS DE HABER INICIADO EL TRATAMIENTO ANTIBIÓTICO

8. No es necesario hacer radiografía de control

Si tu peque evoluciona bien, no necesita una radiografía de control. Verás que no tiene dificultad para respirar, la fiebre desaparece tras darle el antibiótico entre las veinticuatro o las setenta y dos horas siguientes (en las neumonías bacterianas), poco a poco recupera el apetito y se esfuman la tos y el cansancio con el paso de unas semanas.

La radiografía es una prueba que emite radiaciones y, por tanto, hay que reservarla para situaciones estrictamente necesarias. De ahí el creciente papel que está tomando la ecografía, con la que podemos hacer el control de la neumonía sin necesidad de radiar al niño.

9. ¿Cómo se previene?

Como toda infección respiratoria, con lavado de manos, toser o estornudar en el hueco del codo, pañuelos desechables, no compartir utensilios de personas con neumonía, ventilar con frecuencia las estancias, el uso de mascarilla, la lactancia materna, etcétera.

¿Pero hay vacunas que prevengan la neumonía? ¡Sí! Hay vacunas que protegen frente a algunos tipos de neumococos, *Haemophilus*, gripe anual y frente a otras variantes más infrecuentes de neumonía como la tosferina o el sarampión, todas incluidas en los calendarios vacunales.

10. Otros mitos sobre la neumonía

A lo largo del capítulo hemos ido desmintiendo varios mitos, pero me gustaría añadir algunos más:

• **«María, no salgas al patio sin chaqueta, que vas a coger una pulmonía»,** me decía mi abuela cuando en pleno invierno salía al patio de casa sin abrigo.

Ya hemos visto que ni el frío ni el agua resfrían, y no, tampoco producen neumonía si no hay un microorganismo culpable.

• **«Dale antibiótico por si acaso».**

La neumonía se tiene o no se tiene; si no se tiene, no necesita antibiótico. Recuerda que no pautamos antibiótico «por si acaso».

- **«Si el resfriado no se cura bien, desencadena neumonía».**

¿Qué es curar un resfriado? El resfriado no tiene tratamiento específico y al que le toca la neumonía le toca, con independencia de que tome o no antibiótico.

- **«La neumonía es cuando los mocos bajan al pecho».**

Este es un clásico que ya repasamos. Acuérdate de que los mocos no tienen vida propia ni organizan una mudanza de la nariz a los pulmones.

Para terminar, recuerda las ideas importantes: la neumonía es una infección común, pero no siempre grave. Se puede prevenir con medidas básicas de higiene y vacunas. No hay que entrar en pánico si se la diagnostican a tu hijo, pero sí seguir bien el tratamiento y los controles médicos. Y, sobre todo, deja de echarle la culpa al frío, al pelo mojado y a los mocos viajeros, que ya bastante tienen los pobres con ser tan molestos.

Cuestión de piel

22

«ÉCHALE POLVOS DE TALCO PARA QUE NO SE LE PONGA EL CULO ROJO» Y 10 MOTIVOS DE CONSULTA FRECUENTES SOBRE LA PIEL DE LOS NIÑOS

1. Dermatitis del pañal.
2. Dermatitis atópica.
3. Dermatitis seborreica.
4. Impétigo.
5. Celulitis infecciosa.
6. Moluscos.
7. Tiña.
8. Sarna.
9. Mi peque está amarillo.
10. Mi peque está naranja.

Si ya te conté que los móviles de los pediatras están llenos de fotos de cac…, deposiciones, ¡perdón!, no te imaginas la de culos rojos, cabezas con costras, flexuras que pican y un sinfín de las afecciones más frecuentes de la piel de las criaturas que nos envían.

Por eso, voy a intentar resumirte al máximo posible algunos de los motivos de consulta más frecuentes sobre la piel de los niños.

1. Dermatitis del pañal

Es la inflamación y el enrojecimiento de la zona que recubre el pañal, valga la redundancia. A veces, aparecen hasta úlceras. Piensa en una zona siempre húmeda, en contacto con pis y caca, y que encima recibe perfumes, jabones y toallitas irritantes. ¡Es el caldo de cultivo perfecto para que campen a sus anchas bacterias y hongos!

Si notas que tu bebé está pasando a modo mandril, cambia el pañal con frecuencia, lava con agua y *syndet* (gel sin jabón) y no utilices toallitas, resérvalas para cuando estés fuera de casa (sin perfumes y con alto contenido en agua). Sécalo a toques (mejor con toalla que con papel, ya que puede dejar residuo), deja su culete al aire y aplica alguna crema con óxido de zinc en cada cambio, pero sin pasarte, que algunos bebés parecen llevar yeso.

Para mí, el culo de mis hijos fue una lucha. Mi madre me decía: «Toda la vida hemos usado pañales de tela y no se os ponía el culo así». «Mamá, los pañales superabsorbentes producen menos dermatitis por mantener la zona más seca», le rebatía. «Si usaras esponja marina…», comentaba. «Mamá, se puede utilizar esponja, pero es muy difícil que esté siempre limpia y que no vivan en ella sapos y culebras». «Hija, pues échale polvos de talco como hacía yo contigo», me recomendaba. «¡No! Porque el bebé puede inhalarlo y causarle intoxicación o problemas respiratorios. Además, en una zona tan húmeda esta práctica es como echar más leña al fuego».

Así que si ves que eso se va de madre, consulta con el pediatra para que te recete una crema con corticoide, antibiótico, antifúngico o una mezcla de estos medicamentos.

2. DERMATITIS ATÓPICA

Yo la llamo dermatitis atóPICA (DA), en mayúsculas porque el picor que produce es para arrancarse la piel a tiras. Es la enfermedad crónica de la piel más frecuente en la infancia y cursa en brotes. «¿Enfermedad un poquito de piel seca?», me preguntáis en consulta. No, no es solo piel seca ni se debe a que no le eches crema. Es genética y ciertos factores como el frío, el ambiente seco o algunas alergias pueden desencadenarla. Comienza alrededor de los 2-3 meses y, en la mayoría de las ocasiones, se resuelve entre los 7 y 8 años.

Notarás que tu hijo tiene lesiones rojas que pican y sueltan escamas; los pediatras lo llamamos eccema. Dependiendo de la edad del niño, estas rojeces aparecen en distintas zonas del cuerpo:

- Bebés: mejillas, tronco y brazos.
- Niños más mayores: pliegues de los brazos y las piernas.

Si tu peque tiene DA, voy a darte unas recomendaciones generales. Pero antes repite conmigo:

LO FUNDAMENTAL ES UNA ADECUADA HIDRATACIÓN Y CUIDADO DE LA PIEL DE FORMA CONSTANTE.

«Hoy estoy perezoso y no le echo crema al niño». ¡Error! A la semana siguiente, brote. «No lo baño todos los días porque es malo». Otro mito. Al contrario, las duchas cortas y no muy calientes (tampoco congeles al crío) ayudan a potenciar el efecto de las cremas habituales.

Recomendaciones generales

1. DUCHA CORTA, DE 5-10 MIN, CON AGUA TEMPLADA. PUEDE SER DIARIA
2. USA UN GEL ESPECÍFICO PARA DERMATITIS ATÓPICA (*SYNDET*) SIN ESPONJA
3. SECA LA PIEL A TOQUES, SIN FROTAR
4. USA CREMAS EMOLIENTES PARA UNA ADECUADA HIDRATACIÓN SOBRE LA PIEL HÚMEDA. MÍNIMO UNA VEZ AL DÍA
5. UÑAS CORTAS, LIMPIAS Y SIN PIQUITOS PARA EVITAR QUE AL RASCARSE SE INFECTE LA PIEL
6. UTILIZA ROPA Y TOALLAS DE ALGODÓN. LOS TEJIDOS SINTÉTICOS Y LA LANA IRRITAN MÁS LA PIEL
7. UTILIZA DETERGENTES SUAVES PARA LAVAR LA ROPA Y EVITA EL SUAVIZANTE
8. EVITA QUE EL PEQUE VAYA MUY ABRIGADO O CON ROPA MUY AJUSTADA (EL CALOR Y EL SUDOR EMPEORAN EL PICOR)
9. DIETA VARIADA Y EQUILIBRADA. NO RETIRES ALIMENTOS SALVO ALERGIA
10. EL CLORO EMPEORA LA DERMATITIS

Si tu nene tiene eccema rojo brillante, acude al pediatra. El principal tratamiento de los brotes es el corticoide tópico. Otra situación común es la «corticofobia», el miedo a usar corticoides. Está claro que no debes administrarlos sin indicación médica, pero no los suspendas antes de tiempo. Los corticoides tópicos no tienen los mismos efectos secundarios que los orales. Si los brotes son frecuentes, hay tratamientos de mantenimiento para prevenirlos. Y, si el caso es grave, el pediatra te derivará al dermatólogo.

¡No subestimes la dermatitis de tu peque! Hay tratamientos eficaces para mantenerla a raya y mejorar su calidad de vida.

3. Dermatitis seborreica

Una creencia popular es que la dermatitis seborreica (DS) es lo mismo que la DA. La diferencia principal es que la DS no pica ni molesta y aparece más pronto, generalmente en el primer mes de vida. También causa lesiones rojas, pero más grasientas y, a veces, amarillentas, que salen en las zonas más grasas de la piel como la cabeza (conocida como costra láctea), las cejas, las orejas o los pliegues.

Existe el mito de que la costra láctea solo aparece en bebés que toman pecho. Se llama láctea, pero no por la leche, sino porque sale en los lactantes, con independencia de que tomen teta o fórmula.

Mientras que hemos dicho que la DA es una enfermedad crónica, la DS se resuelve en semanas o meses, ¡incluso sin tratamiento alguno! A veces los bebés llegan a la consulta pareciendo una ensalada, ya que uno de los remedios naturales (esta vez sí eficaz) es el aceite. Si se extiende o dura mucho, el pediatra podrá recomendarte una crema, loción o champú (en el caso de la costra láctea) específico para acelerar su mejoría.

4. Impétigo

Es una infección superficial de la piel causada por bacterias que de forma habitual tenemos en ella, como el *Streptococcus pyogenes* y el *Staphylococcus aureus.* Estas bacterias se vuelven malignas, como los gremlins si comen pasada la medianoche, penetrando por la piel cuando hay alguna picadura o herida. Afecta a niños entre 2 y 5 años, sobre todo en verano y a los que tienen DA (¡por eso es tan importante su higiene!).

Se manifiesta como ampollas que al romperse dejan costras amarillentas o melicéricas, ya que son como la miel. Otras veces, una ampolla más grande se rompe y deja una zona roja. Salen típicamente alrededor de la boca, la nariz, la barbilla o los glúteos.

Es supercontagiosa, así que evita compartir toallas y desinfecta sus juguetes, porque se extiende cual incendio sin cortafuegos. Por eso, la limpieza con agua y jabón, la desinfección de las pupas con un antiséptico (clorhexidina) y una adecuada higiene de manos son los pilares del tratamiento. El pediatra recetará una pomada antibiótica y, en casos graves, antibiótico oral. Recuerda que no puede ir al cole hasta pasadas cuarenta y ocho horas de tratamiento y evita la piscina hasta que las lesiones estén curadas. ¡No sabes el lío que se puede armar! He tenido pacientes que se han reinfectado uuuna y ooootra vez durante todo el verano por no curarse bien.

5. Celulitis infecciosa

Es una infección de la piel que, a diferencia de la anterior, no se conforma con quedarse en la superficie, sino que llega a la capa profunda. Comparte con la infección anterior tanto los culpables como el mecanismo de producción y suele aparecer en las piernas.

Verás que la piel afectada se pone roja, con bordes poco definidos y no elevados, caliente y dolorosa. A diferencia del impétigo, tu hijo puede tener fiebre, malestar general e inflamación de los ganglios de la zona. Si notas estos síntomas, consulta con el pediatra, porque necesita antibiótico oral y, en casos graves que no mejoran con tratamiento oral, o si es muy pequeñito, valorará ingreso hospitalario para poner el antibiótico intravenoso.

6. Moluscos

«Esto son moluscos», les digo a mis pacientes. Alguna vez preguntan: «¿Como los mejillones?». Nada que ver con los bivalvos. Son verruguitas con forma de volcán producidas por un virus. Puede haber uno, varios o… desgraciadamente muchos en distintas zonas del cuerpo. Son muy comunes en los niños. Se contagian con facilidad, incluso a los adultos, por contacto directo o a través de objetos, como las toallas.

La mayoría no producen síntomas, aunque algunos pican o causan escozor. El pediatra los diagnostica con solo verlos. En niños sanos, desaparecen en semanas o meses sin dejar cicatriz, aunque existen líquidos para quitarlos en casa (pregunta a tu pediatra). Para deshacerte de ellos más rápido, el pediatra o el dermatólogo pueden aniquilarlos con frío, láser, extirpación o, más reciente e indoloro (¡y solo en el hospital!), con un líquido derivado de un escarabajo. ¡Sí, lo has leído bien! Estos bichejos son el origen de un polvo medicinal, la cantaridina. Desde la Antigüedad se ha utilizado en forma de emplastos y líquidos para resolver algunas dolencias cutáneas. ¡Las abuelas llevaban razón con algunos remedios, no digo que no!

7. Tiña

Cuando digo «Tu hijo tiene tiña», a los padres les entran los siete males. Pero, si les digo «Es un hongo», parece que la cosa se suaviza. Y es que está extendida la creencia de que la tiña es típica de personas que se lavan menos que un gato. La tiña es una infección por hongos, y sí, la mala higiene la favorece, pero también puedes pillarla en piscinas o gimnasios públicos.

La lesión típica es un medallón rojo, con un anillo más marcado alrededor que pica. Puede salir en la piel, en el cuero cabelludo o hasta en las uñas.

Recuerdo una vez a una niña con tiña que llegó a la consulta cubierta de mercromina, oliendo a ajo y vinagre (remedio recomendado por su abuela). Antes de la aparición de los antifúngicos tópicos, las tiñas se trataban con mercromina, un antiséptico que ha sido reemplazado por otros menos tóxicos, como la clorhexidina, y también se les echaba ajo y vinagre.

Hoy en día, disponemos de tratamientos eficaces para acabar con los hongos, aunque paciencia, ¡porque el tratamiento dura varias semanas!

8. Sarna

Aunque pienses que la sarna es cosa del pasado, en 2024 tuvimos un brote en España. Es una infección de la piel causada por un ácaro, el *Sarcoptes scabiei*, que va haciendo surcos bajo la piel como si fuera su autopista subterránea. Es muy contagiosa a través del contacto directo con la persona infectada o con los objetos que utilice. Puede afectar a cualquiera, incluso a los más limpios. «A mi hija se lo ha pegado el perro de la vecina», me dijo en tono acusador una madre. «Imposible, porque solo afecta a los seres humanos», le dije.

Se incuba durante tres o seis semanas y después empiezan los síntomas, que incluyen picor muy intenso (sobre todo nocturno), surcos (llamados surcos acarinos), granitos, rojeces, etcétera. Sobre todo, aparece entre los dedos, en las muñecas, las axilas, los pezones, las nalgas y los genitales, ya que buscan esconderse para que no los encuentres.

Si sospechas que este parásito está haciendo de las suyas, consulta con el pediatra. Os recetará a todos los convivientes una loción o crema de permetrina. Es importante aplicarla por todo el cuerpo, incluido entre los dedos de los pies y, en menores de 2 años, también por la cabeza. Debe aplicarse antes de ir a dormir para dejar que haga efecto entre ocho y doce horas y repetir el tratamiento a los siete días para rematar al bicho. Además, no olvides lavar la ropa a más de 50 °C (mejor si después usas secadora) o guárdala en una bolsa bien cerrada unos ocho o diez días si lo prefieres para que no se encoja. Usa insecticidas para limpiar superficies. En cuanto al cole, los niños pueden ir pasadas las veinticuatro horas de haber aplicado el primer tratamiento. ¡Y paciencia con el picor! Puede durar semanas, aunque el parásito ya esté fuera de combate.

9. Mi peque está amarillo

Si tu hijo está amarillo no es porque se haya convertido en un personaje de *Los Simpson*, sino que padece ictericia. Este fenómeno sucede cuando hay demasiada bilirrubina en la sangre, lo que tiñe la piel y los ojos de amarillo.

La bilirrubina es un pigmento natural que se produce cuando se destruyen los glóbulos rojos, y el hígado se encarga de eliminarla, ayudado por la piel (gracias a la luz del sol) y la orina. Por eso, cuando la bilirrubina se acumula, el pipí puede tener un color de bebida ambarina digna de un brindis.

En los bebés, la ictericia es casi una tradición de bienvenida al mundo que suele desaparecer sola. Se la llama ictericia fisiológica, especialmente frecuente en prematuros. A veces, si toma pecho, se prolonga, pero no te preocupes, tu leche le sienta bien.

Un mito común es que poner al bebé al sol ayuda a que se resuelva más rápido, como me llegaron a decir cuando di a luz. Sin embargo, esto no es más que una práctica ineficaz y peligrosa. Recuerda que está contraindicado exponer a la luz solar directa a los bebés menores de 6 meses, incluso a través de una ventana. Si tu bebé sigue amarillo pollito más allá de los quince días de vida, consulta con tu pediatra, porque puede requerir fototerapia (una lámpara que se le pone al bebé y que ayuda a eliminar la bilirrubina).

Para los niños mayores, el amarillo no es un «tinte de la edad», sino una razón para ir directo al pediatra. La hepatitis vírica es la culpable más común, aunque gracias a medidas preventivas como la potabilización del agua y la adecuada higiene, así como las vacunas contra las hepatitis A y B, es menos frecuente en la actualidad.

Mi madre y mi tía cuentan lo mal que lo pasaron cuando tuvieron hepatitis A de pequeñas. Cuatro meses de reposo en cama y ¡perdieron hasta el curso escolar! Las dejaron a dieta, sin poder comer nada salvo malta con agua, una especie de brebaje curalotodo, y les ponían unas inyecciones de hierro. Además, tenían que viajar hasta Madrid para hacerse los controles analíticos. ¡Cómo ha cambiado la cosa!

Otras enfermedades del hígado o la sangre también pueden hacer que tu hijo se ponga amarillo, pero son tan raras que no voy a excederme en contarlas.

10. MI PEQUE ESTÁ NARANJA

Si tu hijo se pone naranja, no te asustes. ¡No está enfermo ni es peligroso! Tiene carotinemia (también llamada hipercarotinemia, betacarotinemia o carotenodermia). Esto ocurre cuando consume demasiados alimentos ricos en betacarotenos, como zanahorias, calabazas, melocotones, naranjas o boniatos, y el pigmento se deposita en la piel, especialmente en las palmas de las manos y en las plantas de los pies. A diferencia de la ictericia, las mucosas y los ojos permanecen de su color natural. No es necesario hacer pruebas ni tomar medicinas, aunque, si quieres que tu hijo no parezca Naranjito, basta con disminuir la cantidad de estos alimentos y en unas semanas perderá ese tinte.

Recuerda, si te encuentras con alguna de estas maravillas dermatológicas, no eres el primero ni el último en preguntar al pediatra. Y, por favor, no le eches el primer potingue que encuentres por casa o que te recomiende la abuela.

23

«¡QUÍTALE EL GLUTEN, QUE SEGURO QUE LAS MANCHAS SON POR ESO!» Y 10 COSAS SOBRE LOS EXANTEMAS EN LOS NIÑOS

1. Megaloeritema: la bofetada viral inesperada.

2. Exantema súbito o roséola: el exantema contraataca.

3. Escarlatina: la conquista del estroptococo de las anginas y la piel de tu peque.

4. Enfermedad boca-mano-pie: cuando tu peque se convierte en un mapa vesicular.

5. Pitiriasis rosada de Gibert: la medalla no tan honorífica.

6. Pitiriasis alba: la amenaza de las manchas fantasma.

7. Varicela: ¡el pica-pica de invierno y primavera!

8. Sarampión: el virus que vuelve de los libros (y no por nostalgia).

9. Rubéola: esa gran desconocida.

10. Urticaria: cuando los habones deciden marcharse en 24 horas.

Mara llegó a consulta llena de granitos. Su mamá estaba confundida: «María, ¡viene hecha un Cristo! Creo que es varicela, pero ¿cómo puede ser si está vacunada? Mi cuñada dice que es sarampión, porque ella se puso así cuando lo tuvo de pequeña. Pensé que tal vez se trataba de una alergia, pero no ha comido nada nuevo. No se parece a la escarlatina que tuvo, ¿esa se puede volver a pasar? Encima no quiere el zumito de naranja que le preparé».

Al verla, supe al instante lo que tenía: «Mara tiene una enfermedad boca-mano-pie», le dije a su mamá.

«¡Uy, qué casualidad! Como la hija de la vecina. ¿Eso se contagia?», me preguntó.

1. Megaloeritema: la bofetada viral inesperada

El megaloeritema también es conocido como eritema infeccioso, quinta enfermedad o enfermedad de la bofetada (recibe este nombre porque verás que tu peque tiene una marca en la cara como si le hubieran dado un bofetón). ¿El culpable? Un virus supercontagioso llamado parvovirus B19, que se propaga como los chismes en una fiesta a través de las secreciones respiratorias.

Puede afectar a cualquier edad, aunque es más común en niños prescolares o escolares. Se presenta con una erupción roja en las mejillas, que luego se extiende por el cuerpo como si fuera una telaraña rojiza. También puede salir en las extremidades y en el culete y estar acompañada de fiebre y malestar, y, en adolescentes, de dolor en las articulaciones.

No tiene tratamiento específico, pero el paracetamol o el ibuprofeno alivian los síntomas. En niños sanos, es benigna y suele desaparecer en una semana. Eso sí, ¡cuidado con las embarazadas! En ellas puede ser más grave. No es una causa para dejarlos en casa, ya que los peques contagian (sin saberlo) antes de que aparezca la erupción. Así que, si ves a un niño con las mejillas como un tomate, ya sabes qué tiene.

2. Exantema súbito o roséola: el exantema contraataca

Es una enfermedad viral causada por el herpes humano tipo 6 y 7, que afecta principalmente a niños menores de 2 años y se contagia a través de las secreciones respiratorias.

Esta enfermedad es muy curiosa. Tu peque tendrá fiebre durante tres o seis días y, cuando parezca que ya está bien, ¡tachán!, apreciarás una erupción de manchitas rojas por todo el cuerpo durante un par de días.

Al igual que el megaloeritema, no tiene tratamiento específico, es benigna y no suele causar complicaciones. Puede ir al cole, siempre y cuando no tenga fiebre y se encuentre bien.

3. Escarlatina: la conquista del estreptococo de las anginas y la piel de tu peque

«Tu hija tiene escarlatina», le dije a la mamá de Mara. «Pero ¿eso no se erradicó en la Edad Media?», me preguntó. La escarlatina no es más que una infección de las anginas causada por una bacteria, el *Streptococcus pyogenes*. Algunas de estas bacterias producen toxinas que hacen que aparezcan manchas en la piel. Se transmite por las secreciones respiratorias, los objetos contaminados y por el contacto directo con la persona infectada.

Los síntomas incluyen fiebre (de tres a cinco días), dolor de garganta (lengua tipo fresa, llena de puntitos), ganglios del cuello inflamados y un sarpullido rojo áspero como si fuera piel de pollo que puede picar. Las manchas duran entre tres y siete días, aparecen primero en la cara y el cuello y se extienden al resto del cuerpo, pudiendo descamarse. Otros síntomas que pueden venir asociados son el dolor de cabeza, la molestia abdominal, disminución del apetito, decaimiento o vómitos.

Se diagnostica por los síntomas, aunque, si el pediatra tiene dudas, podrá hacer un test rápido o un cultivo de garganta para pillar al estreptococo. El tratamiento es antibiótico (penicilina o amoxicilina) durante diez días, además del sintomático. Puede volver al cole tras veinticuatro horas de antibiótico, ¡siempre que esté como una pera!

Respondiendo a las dudas de la mamá de Mara: «Sí, la escarlatina puede repetirse porque no deja inmunidad y no disponemos de vacuna».

4. Enfermedad boca-mano-pie: cuando tu peque se convierte en un mapa vesicular

Esta infección vírica (causada por enterovirus) se llama así porque salen ampollitas en boca, manos y pies. ¡Fueron poco originales poniéndole el nombre! Aunque añadiría el culo, por ser una zona frecuentemente afectada. Es típica de menores de 5 años y su mecanismo de transmisión es una mezcla de contagio por secreciones respiratorias, por sus cacas, por contacto con los niños infectados o el líquido de las vesículas. Y sí, los adultos pueden pillarla también (doy fe, ¡se me cayeron varias uñas!). No deja inmunidad, así que puede repetirse.

El niño tendrá dolor de boca por las aftas que ocasiona y no querrá comer. Puede haber fiebre baja y ampollas que escuecen en boca, manos, pies y zona genital. Es una enfermedad leve que dura entre siete y diez días. Las complicaciones son raras: sobreinfección de las pupas (impétigo), descamación de dedos semanas después y caída indolora de uñas (que vuelven a crecer como si nada).

No tiene tratamiento específico, salvo sintomático: paracetamol o ibuprofeno para la fiebre y el dolor, cremas con zinc para las ampollas y gel o espray con ácido hialurónico para la boca. Te recomiendo que evites comida ácida, amarga o caliente, porque tu niño verá las estrellas. Por eso Mara no quería el zumito.

No es motivo de exclusión escolar.

5. Pitiriasis rosada de Gibert: la medalla no tan honorífica

La pitiriasis rosada de Gibert es un proceso benigno y frecuente de causa desconocida (posiblemente un virus). Típica de primavera y otoño, afecta sobre todo a adolescentes y adultos jóvenes.

Primero aparece una mancha grande y ovalada (el «medallón heráldico») en el tronco o en los muslos. A los siete o quince días, se suma una erupción generalizada de manchas rosadas que se descaman y, a veces, pican. Pueden durar semanas o meses, pero desaparecen sin dejar cicatriz. A menudo se la confunde con una alergia, de hecho, no es raro que cuando consultáis ya hayáis retirado alimentos de la dieta del niño (como el gluten, ¡qué manía con culparlo de todos los males de la humanidad!).

Para el diagnóstico no se necesita ninguna prueba, y no tiene tratamiento específico, salvo el sintomático. No es contagiosa ni supone un motivo para no ir al cole.

6. PITIRIASIS ALBA: LA AMENAZA DE LAS MANCHAS FANTASMA

Son unas manchitas irregulares y blanquecinas que salen sobre todo en la cara, el cuello y la región superior del tronco muy frecuentes en los peques. Se aprecian más en pieles oscuras o bronceadas. Es una entidad benigna de causa no bien definida, pero se la relaciona con la dermatitis atópica, la exposición solar y la ausencia de uso de filtros solares. ¡Ah, y no, no es una infección ni un virus ni falta de vitaminas como he oído decir!

Se va sola en meses o años, pero puede ser persistente. El tratamiento consiste en cremas hidratantes y protector solar para que se note menos.

7. VARICELA: ¡EL PICA-PICA DE INVIERNO Y PRIMAVERA!

La varicela, causada por el virus varicela-zóster, es una enfermedad muy contagiosa, típica de invierno y primavera. Por eso, como os conté, mis dos hermanos y yo la pasamos a la vez. Se transmite por contacto directo con las lesiones de la piel y por secreciones respiratorias. El contagio empieza dos días antes de que salgan los granitos y dura hasta que todas las vesículas se secan (una semana aproximadamente).

La erupción comienza como granitos que pican como el demonio que surgen por la cara, el tronco y el cuero cabelludo y se extienden por todo el cuerpo. Después los granitos se convierten en ampollas llenas de líquido y luego en costras. La fiebre, el dolor de cabeza, el malestar general, la pérdida de apetito y los vómitos son síntomas comunes. En cuanto a las posibles complicaciones, la más frecuente es la sobreinfección de la piel por el rascado. Más rara, pero posible, es la ataxia cerebelosa.

El diagnóstico es claro solo con verla y el tratamiento sintomático consiste en cremas o antihistamínicos orales para el picor, limpieza de las lesiones, hidratación y fotoprotección para evitar cicatrices. El aciclovir es un tratamiento que solo se usa en casos con alto riesgo de complicaciones, como pacientes inmunodeprimidos. Durante la fase contagiosa hay que aislar al peque de embarazadas, inmunodeprimidos y adultos sin inmunidad.

La varicela suele ser «benigna» (entre comillas, ¡o si no que se lo digan a mi hermana, que aún tiene cicatrices!). Mi madre cuenta que a mis tías y a ella las embadurnaban en mercromina (para desinfectar las pupas) y tenían barra libre de aspirina. ¡Para haber tenido un disgusto! «¿Y por qué?», pensarás. En 1980, en Estados Unidos, se descubrió que el uso de la aspirina infantil como analgésico en las dolencias víricas como la varicela o la gripe podía producir síndrome de Reye, una enfermedad grave que inflama el cerebro y el hígado. Por eso se retiró del mercado hace más de veinte años.

La varicela deja inmunidad permanente, pero el virus puede quedarse dormido en el sistema nervioso y reactivarse como herpes zóster.

La vacuna es la mejor prevención, y gracias a su inclusión en el calendario es raro un caso. Por eso no pensé que Mara tuviera varicela como primera opción, porque estaba vacunada.

No pueden ir al cole hasta que todas las lesiones estén secas.

8. SARAMPIÓN: EL VIRUS QUE VUELVE DE LOS LIBROS (Y NO POR NOSTALGIA)

Gracias a la vacunación, el sarampión era más cosa de libros y de historias familiares que de consultas. En España, se consideraba eliminado desde 2017. ¡Y así queríamos que siguiera! Por eso, la tía de Mara estaba equivocada sugiriendo sarampión como posible diagnóstico hace un par de años…, aunque últimamente ya no suena tan descabellado.

Esto se debe a que durante los primeros meses de 2025 han aparecido brotes en distintas comunidades autónomas, notificándose más de cien casos.* ¿La causa? El descenso de las tasas de vacunación, en concreto de la segunda dosis, que ha hecho saltar las alarmas. Ante esta situación, la comunidad pediátrica ha recomendado adelantar la segunda dosis de la vacuna triple vírica (sarampión, rubéola y paperas) de los 3-4 años habituales a los 2 años, e incluso antes en algunas zonas.

Y es que el sarampión no es ninguna tontería. Se trata de un virus supercontagioso, transmitido por secreciones respiratorias. Tras siete o catorce días de incubación, aparecen fiebre alta, mocos, tos seca, ojos rojos y gran malestar general con dolores musculares. Puede molestar la luz y haber hinchazón ocular. A los tres días, llega el sarpullido, que se extiende por todo el cuerpo, incluidas las palmas de las manos y las plantas de los pies. También pueden verse unas manchas blanquecinas en la boca (manchas de Koplik), típicas de la enfermedad. Las complicaciones más comunes son otitis media, diarrea y neumonía. Las más graves, aunque raras, afectan al sistema nervioso central, como encefalitis o panencefalitis esclerosante subaguda.

No se necesitan pruebas para el diagnóstico y el tratamiento es sintomático. Solo se usan antibióticos si hay complicaciones bacterianas. La mejor prevención es la vacuna triple vírica. Esta resulta muy eficaz y evita la mayoría de los casos y las complicaciones graves. Y no, no causa autismo (ese mito ya lo hemos des-

---

* Fuente: Instituto de Salud Carlos III. «Informe semanal de vigilancia epidemiológica» (semana 12 de 2025). Disponible en: https://cne.isciii.es/documents/d/cne/is_n-12-20250318_web.

montado). Tampoco provoca sarampión. Aunque contiene virus vivos atenuados, están aletargados y solo activan las defensas sin causar la enfermedad en niños sanos.

9. RUBÉOLA: ESA GRAN DESCONOCIDA

Si el sarampión era raro en España, la rubéola hoy en día supone casi un mito. Los últimos casos notificados fueron en 2019 y solo en personas sin vacunar. ¡Bendita vacuna, que ha conseguido que más del 95 % de la población española esté inmunizada!

Según los libros (no me he topado ni espero encontrarme con ningún caso), la rubéola es una enfermedad vírica contagiosa que se transmite a través de secreciones respiratorias y objetos contaminados de la persona enferma. Afecta principalmente a niños y a adultos jóvenes no vacunados. Aunque suele ser leve, en embarazadas puede causar rubéola congénita, con graves consecuencias para el bebé.

El periodo de incubación es de doce a veintitrés días, con síntomas leves como fiebre, catarro e inflamación de los ganglios de detrás de las orejas, la cabeza y el cuello. El exantema aparece entre catorce y diecisiete días tras el contagio, empieza detrás de las orejas y en la cara y se extiende al resto del cuerpo. Dura tres o cuatro días y suele ser inofensivo. Las complicaciones resultan raras, pero puede causar encefalitis.

Se diagnostica con una analítica de sangre. No hay tratamiento antiviral, solo sintomático, y la vacuna triple vírica es altamente efectiva. Aunque la infección o la vacuna generan gran inmunidad, se han descrito reinfecciones asintomáticas en embarazadas vacunadas, pero sin riesgo para el bebé.

10. URTICARIA: CUANDO LOS HABONES DECIDEN MARCHARSE EN 24 HORAS

Aunque muchos piensan que «si hay urticaria, hay alergia», la realidad es que existen muchísimas causas: virus, bacterias, parásitos, alimentos, picaduras, fármacos… Pero, como casi todo en pediatría, a la cabeza están los virus.

La urticaria se manifiesta con habones que pican y que duran menos de veinticuatro horas. Pueden aparecer en cualquier parte del cuerpo, cambiar de lugar y variar de tamaño. A veces vienen acompañados de vómitos, dolor abdominal, mocos o incluso dificultad para respirar.

Los pediatras la identificamos sin necesidad de pruebas, pero las fotos ayudan mucho (cuando el niño llega a consulta, mágicamente la urticaria suele haberse ido). También es útil anotar alimentos nuevos, picaduras o medicamentos recientes. El tratamiento depende de la gravedad, aunque suele bastar con antihistamínicos orales para calmar el picor y, si la urticaria es muy extensa, se puede añadir corticoide oral. No hace falta pincharle, así que tranquilidad.

Seguro que ya te has dado cuenta de que la idea de que «los exantemas siempre necesitan antibiótico» es más falsa que un billete de tres euros. Salvo la escarlatina, ninguna de las afecciones que hemos visto necesita antibiótico.

Lo importante es que si el pediatra te dice que esas manchas no son gran cosa, le creas. En la mayoría de los casos, desaparecerán sin pena ni gloria en unos días. No todos los virus se merecen su estrella en el paseo de la fama de los exantemas. ¡Tranquilidad y paciencia!

Asuntos abdominales

24

«DALE MANZANILLA, VERÁS COMO SE LE PASA» Y 10 COSAS MÁS SOBRE LOS CÓLICOS DEL LACTANTE

1. ¿Qué son los cólicos del lactante?

2. ¿Por qué ocurren?

3. No todo es inmadurez digestiva.

4. ¿Sirve algún fármaco?

5. Remedios para los cólicos: ¿mito o realidad?

6. ¿Y la homeopatía?

7. ¿Qué puedo hacer si mi bebé tiene cólicos?

8. ¿Tiene que eructar tras la toma?

9. ¿Influye lo que la mamá lactante coma?

10. Mi bebé tiene hipo.

«María, no puedo más», me dijo desesperada la mamá de Sergio un día en la consulta. «Mi hijo no para de llorar en todo el día, lo hace a todas horas. Nada le consuela, ni brazos ni teta. Mi madre me ha dicho que a mí me daba manzanilla y anisete, que seguro que son cólicos. Mi vecina dice que es porque no eructa después de darle el pecho, y que si como lentejas lo voy a empeorar. Además, el pobre tiene mucho hipo, por eso le he puesto un hilo enrollado en la frente».

Si hay un tema que despierta más mitos, pseudociencias, remedios, brebajes y consejos no solicitados son los cólicos del lactante. Así que vamos a desgranar, uno por uno, todos estos clásicos de la sabiduría popular, porque aquí hemos venido a resolver dudas, no a alimentar leyendas urbanas.

1. ¿Qué son los cólicos del lactante?

Clásicamente, se han definido con la famosa regla de Wessel: llanto que dura más de tres horas al día, más de tres días a la semana y durante más de tres semanas en un bebé sano que engorda y crece de forma adecuada. Según esta definición, los cólicos eran solo una cuestión temporal. Vale, pero… ¿qué pasa si el llanto dura dos horas y treinta minutos? ¿Ya no es cólico? ¿Si lleva dos semanas desgañitado no cuenta? Pues parece que no.

Por eso, actualmente se utilizan los criterios de Roma IV, que son más realistas: episodios de llanto repetidos e intensos en los que el bebé entra en modo inconsolable sin ninguna causa aparente (ni enfermedad, ni fiebre). Si le das el pecho, lo rechaza; si le das bibe, tampoco quiere; le pones el chupete y lo lanza con un doble tirabuzón a ocho metros. Da igual las contorsiones de yoga que hagas, sigue llorando. Pese a todo, el bebé gana peso y crece bien. Así que, ¡tranquilo!, desaparecen antes de los cinco meses. «¿Tranquilo?», te preguntarás. Perdona, pero los que hemos pasado por esto sabemos que, de tranquilidad, nada. Es desesperante.

Los cólicos aparecen entre el primer y cuarto mes de vida, con un pico entre la cuarta y sexta semana. Comienzan de forma brusca, especialmente al caer la tarde-noche.

Es un trastorno muy común, aunque según los criterios que se usen para diagnosticarlos la prevalencia oscila entre el 2 y el 73 % de los bebés menores de 5 meses. «Mal de muchos, consuelo de tontos», dice el refrán. Y, la verdad, saber que le pasaba a otros niños no me consolaba en absoluto.

2. ¿POR QUÉ OCURREN?

A pesar de los avances científicos, el cólico del lactante sigue siendo un misterio. «El día que alguien descubra la causa y la cura milagrosa, le darán el Nobel», suelo decir en consulta. Pero, como aún no ha pasado, surgen más opinólogos que en una final de fútbol; todo el mundo sabe qué le pasa a tu bebé y qué deberías hacer. Oye, ¡que lo publiquen! A lo mejor el Nobel termina siendo para ellos.

Aunque no se conoce la causa exacta, el modelo biopsicosocial intenta explicarlo. Imagina que la barriga y el cerebro tienen un chat constante, como en un grupo de WhatsApp. En los bebés con cólicos, este chat se llena de mensajes caóticos. El cerebro, que es el jefe, manda cosas raras al intestino: «¡Prepárate para un tsunami emocional!». Y el intestino, en lugar de quedarse callado, responde con molestias, retortijones y dolores. Por si fuera poco, este le envía mensajes de vuelta al cerebro: «¡Estamos en crisis!». Y para añadir más drama las bacterias buenas del intestino (la microbiota, que normalmente son colegas) podrían estar de mal humor porque el bebé tuvo estrés o quién sabe qué, lo que empeora aún más la situación. En resumen: nadie sabe con exactitud por qué pasa, pero lo que está claro es que cerebro, intestino y microbiota están metidos en este lío.

3. No todo es inmadurez digestiva

Cuando los pediatras hablamos de cólicos del lactante, primero nos aseguramos de que no haya nada serio detrás. En mi opinión, a veces «cólico» se usa como un comodín para decir «no tengo ni idea de por qué llora este bebé, dejemos que el tiempo haga su magia». Sin embargo, no todo es inmadurez digestiva. Antes de etiquetar al bebé de «colicoso», hay que revisar estas posibles causas:

1. **Succión alterada:** ya sea con teta o fórmula, si el bebé succiona mal, puede tragar más aire que un globo de cumpleaños y habrá más gases y molestias. Esto pasa con un mal agarre o un frenillo corto limitante (anquiloglosia).

2. **Problemas con la lactancia materna:** si el bebé amamantado solo toma la leche del principio (rica en lactosa, pero pobre en grasa), habrá más gases por el tipo de fermentación que las bacterias producen en su intestino al digerirla. Ya sea por un mal agarre o porque no vacía bien el pecho. Resultado: más dolor, más llanto.

3. **Hambre:** sí, así de simple. A veces el bebé llora porque no está comiendo lo suficiente. O no se identifican sus señales de hambre, o la transferencia de leche en las tomas no es la adecuada.

4. **Alergia a la proteína de leche de vaca (APLV).** Hay dos tipos: mediada por IgE (reacción alérgica clásica) y no mediada por IgE (antes conocida como intolerancia). Si tiene vómitos, reflujo, diarrea, coge poco peso o presenta piel con eccema es sospechoso. La solución: probar, bajo supervisión médica, a eliminar la proteína de leche de vaca (para ello, la mamá no consume lácteos si da el pecho o se usa una fórmula especial si toma sucedáneo).

5. Reflujo gastroesofágico: este tema da para un libro entero (o al menos un apartado, lo veremos más en profundidad en el capítulo siguiente).

6. Alteraciones musculoesqueléticas: el parto no es un paseo. Los bebés pueden sufrir contracturas, tensiones o incluso fracturas (como la de clavícula) y que esto sea la causa del llanto. Aquí los fisioterapeutas son los héroes que lo resuelven.

En resumen, antes de resignarse al diagnóstico de cólico, hay que descartar estas opciones. Porque a veces el misterio tiene solución.

4. ¿SIRVE ALGÚN FÁRMACO?

Si no sabemos exactamente qué causa los cólicos, tampoco tenemos una cura mágica. Pero veamos qué hay en la farmacia que pueda ayudarnos:

- **Probiótico *Lactobacillus reuteri* (en realidad ahora se llama *Limosilactobacillus*, pero seguimos refiriéndonos a él así):** es lo único con algo de ciencia detrás. Algunos estudios dicen que puede reducir el tiempo de llanto (sobre todo en bebés amamantados), pero no esperes un milagro. La idea es que algunos cólicos se deben a una «fiesta equivocada» en el intestino, con más bacterias malonas que buenas. Este probiótico intenta repoblar el intestino con los bichitos correctos actuando como un portero de discoteca que deja pasar solo a los vip bacterianos. No es la panacea, pero, si ayuda un poco, bienvenido sea.
- **Simeticona (Aero-red):** famoso por eliminar gases, pero en los cólicos del lactante no ha demostrado ser más útil que dar agua con azúcar como placebo.

- **Alimemazina (Variargil):** se trata de un antihistamínico sedante. ¿El bebé llora menos? Sí, porque está KO. Pero eso no resuelve el problema y además tiene efectos secundarios, por lo que no se recomienda.

5. Remedios para los cólicos: ¿mito o realidad?

- **Infusiones para bebés:** «Mágicas para cólicos e insomnio», dicen. ¿Cumplen con lo que prometen? No, no solo son inútiles, sino que llevan más azúcar que un refresco. La OMS nos recuerda que nada de azúcar para menores de 2 años. Además, los bebés de menos de 6 meses solo deben tomar teta o fórmula. Dar infusiones llenará su estómago y hace que coman menos.
- **Infusiones de manzanilla, hinojo o melisa:** en nuestro país es muy popular la de manzanilla. ¡Cuidado! Que ponga o sea «natural» no significa que resulte inofensiva. Si preparas una infusión casera, ¿sabes cuánta cantidad es segura para un bebé? No, ni yo tampoco. Porque no hay estudios de seguridad al respecto. Y spoiler: tampoco hay pruebas de que alivien los cólicos.
- **Anís estrellado:** «Moja el chupete en anís que así se pasan», dicen en mi pueblo. No, gracias. Hay casos documentados de bebés intoxicados con síntomas neurológicos: somnolencia, movimientos raros e irritabilidad. Evita este consejo, por muy «de toda la vida» que sea.
- **El traje de bautizo nocturno:** «Ponle el traje de acristianar y que duerma con él la noche antes del bautizo, mano de santo para los cólicos». Perdón, ¿qué? Sí, esto también lo he escuchado. Sin comentarios, porque no sé si reír o llorar.
- **El mal de ojo:** cuando mi hijo Ramón sufría cólicos, me decían: «Este niño está *aojado*, llévalo a que le recen». Y es que uno de los diagnósticos que no nos enseñan en la facultad, sino

que aprendemos los pediatras que hacemos carrera en el pueblo, es el mal de ojo. Pues mira lo desesperada que estaba que lo probé. ¿Funcionó? Pues claro que no, pero al menos no le hizo daño.

• **Medallitas, rosarios y accesorios «antimales»:** en consulta me encuentro a bebés con todo tipo de joyas. «Esto, María, es *pa* que no me lo *aojen*». Allá cada uno con sus creencias, pero por seguridad ¡evítalo! Esas cosas pueden causar accidentes:

○ Estrangulamiento con cadenas o collares.
○ Atragantamiento con cuentas.
○ Pinchazos con alfileres que se abren (sí, los ponen en los pañales).
○ Desgarros en orejas si los pendientes se enganchan.
○ Heridas en los ojos con pulseras.

6. ¿Y LA HOMEOPATÍA?

La homeopatía entra en la categoría de «terapias alternativas», pero, cuidado, porque esto no significa efectiva. Esta práctica está tan cuestionada que hasta el Gobierno de España ha lanzado un plan oficial: el «Plan para la Protección de la Salud frente a las Pseudoterapias». Básicamente, quieren protegerte de gastar dinero en azúcar diluido en agua, lo que es la homeopatía.

Cuando hablamos de homeopatía para los cólicos del lactante, el cuento sigue igual: no hay pruebas científicas sólidas de que funcione. Algunos dicen: «¡Pero no le hace daño!». Claro, el agua con azúcar no suele herirlos, salvo a sus dientes y a tu bolsillo.

7. ¿Qué puedo hacer si mi bebé tiene cólicos?

Las recomendaciones que voy a darte tienen un nivel de evidencia científica bajo, pero, al menos, no son perjudiciales para la salud de tu bebé.

Recomendaciones para los cólicos

1. MANTÉN LA CALMA. PIENSA QUE PASARÁN
2. TÚRNATE CON TU PAREJA MIENTRAS DURA EL EPISODIO
3. REVISA QUE SUS NECESIDADES ESTÉN CUBIERTAS (HAMBRE, CAMBIO DE PAÑAL, TEMPERATURA, CONTACTO)
4. AMBIENTE TRANQUILO Y RELAJADO (LUZ TENUE, POCO RUIDO, EVITA QUE LO DESPIERTEN DE FORMA INNECESARIA)
5. RUIDO BLANCO: SECADOR, ASPIRADORA, LISTAS DE REPRODUCCIÓN ESPECÍFICAS, APPS DE RUIDO BLANCO
6. MASAJE: PIERNAS SOBRE LA BARRIGA EN EL SENTIDO DE LAS AGUJAS DEL RELOJ
7. MEDIDAS POSTURALES: ACUNARLO, PONERLO BOCABAJO EN TU BRAZO, BOTAR SENTADO EN UNA PELOTA DE PILATES
8. PORTEO ERGONÓMICO
9. PASEO EN CARRITO O EN COCHE
10. FISIOTERAPIA

Cosecha del huerto de mi propio marido: poner la minicuna en la cocina con el extractor; era lo único que funcionaba con nuestro hijo.

8. ¿Tiene que eructar tras la toma?

Siempre está la vecina que culpa a la falta de eructos tras la toma de los gases o el cólico de tu bebé, como le pasó a la mami de Sergio.

Una duda frecuente es si realmente hay que sacarle los gases después de comer. Si tu bebé toma lactancia materna, no es necesario. Un buen agarre al pecho evita que trague aire. Ahora bien, si notas que se le hincha la tripa, hace chasquidos al mamar, está incómodo hasta que eructa o parece estar tragando aire, consulta con tu pediatra. No es normal que entre aire durante las tomas. Y, si toma bibe, no te obsesiones si tampoco eructa tras la toma. Algunos bebés no tragan aire, especialmente si su técnica de succión es buena y el biberón tiene una tetina adecuada. Eructarán solos más tarde, al moverse o al cambiar de postura, o tal vez no lo necesiten.

9. ¿Influye lo que la mamá lactante coma?

Si la mamá de Sergio no come lentejas, ¿se le irán los cólicos? ¿Influye lo que la mamá lactante coma o beba? Repite conmigo:

EL GAS NO PASA A LA LECHE MATERNA.

Es biológicamente imposible. Los seres humanos utilizamos los pulmones para el intercambio gaseoso, no las mamas. Así que, lo siento, pero tu bebé seguirá con cólicos con independencia de lo que comas o bebas.

10. MI BEBÉ TIENE HIPO

El hipo en los bebés es normal y bastante común. Ocurre porque el bebé se mete el bibi o la teta tan rápido que el estómago se distiende y, ¡zas!, el nervio frénico, que controla el diafragma, entra en modo «non-stop», lo que provoca esas contracciones que escuchamos como hipo.

«Ponle un hilo enrollado en la frente, verás como se le pasa», recomiendan las abuelas. También existe la versión con pelusa. En serio, ¿en qué momento alguien pensó que la solución al hipo era un hilo con saliva? ¡Por favor! Si le pones un hilo en la frente, lo único que conseguirás es que se lo lleve a la boca y se atragante. Y ahí sí que no hay magia ni ciencia que valga.

Otro mito es subir las mangas poquito a poco y luego devolverlas a su sitio. Aunque suene absurdo, al menos no le hace daño.

Si quieres prevenir el hipo, puedes hacer pequeñas pausas en las tomas para que no coma tan rápido.

Como conclusión, los cólicos del lactante son una etapa frustrante, sí, pero también completamente normal en la vida de muchos bebés. Aunque parezca eterna, al final siempre termina pasando.

Y, ahora, grábate esto en tu mente:

CONSULTARÉ CON EL PEDIATRA ANTES DE DARLE NADA A MI BEBÉ. LOS REMEDIOS MILAGROSOS NO EXISTEN Y ALGUNOS PUEDEN SER MÁS PELIGROSOS QUE EL PROPIO CÓLICO.

Paciencia, cariño y brazos…, ¡muchos brazos! Porque, aunque ahora te parezca imposible, un día echarás de menos esos momentos en los que tu bebé solo quería estar pegado a ti.

25

«¡NO LE DES LECHE SI VA FLOJO!» Y 10 COSAS MÁS SOBRE LOS VÓMITOS Y LA DIARREA

1. ¿Qué son los vómitos y la diarrea?

2. ¿Cuáles son las causas más frecuentes?

3. ¿Qué hago si mi peque vomita o tiene diarrea?

4. ¿Qué le doy de beber y de comer?

5. ¿Cuándo consultar con el pediatra?

6. Complicaciones.

7. Otros mitos, recomendaciones pleistocénicas y prácticas desaconsejadas.

8. ¿Hay algo más para la gastroenteritis aguda?

9. Cómo prevenirlos.

10. Mi bebé vomita mucho.

Rodrigo llegó a consulta con su pequeño Carlos, de 2 años, que hacía tres semanas que había empezado la escuela infantil. Con una mezcla de preocupación y resignación, Rodrigo me comentó: «María, desde hace cuatro días, Carlos está vomitando y con diarrea. Mi madre le ha preparado una limonada y un arrocito cocido, pero no lo toma. Tampoco le damos leche, por si empeora. ¿Le ofrezco mejor Aquarius? ¿No será una alergia?».

Con una sonrisa cómplice, le dije: «¡Ay, Rodrigo! Carlos tiene una gastroenteritis aguda. La abuela está reviviendo esos remedios que solíamos creer infalibles. Voy a revisar al peque y desenredar este lío de mitos y recetas caseras para que comprendas qué es ciencia y qué es puro cuento de hadas culinarias».

1. ¿Qué son los vómitos y la diarrea?

Los vómitos son básicamente cuando el estómago dice «¡Basta!» y expulsa lo que tiene dentro, desde un líquido amarillo (jugo gástrico) hasta, a veces, un toque verde (sí, la bilis). De ahí viene el famoso «echó hasta las bilis».
Se llama diarrea aguda cuando las cacas son blandas, líquidas o en mayor número o cantidad de la habitual, que aparece de repente y que dura menos de dos semanas.

Los vómitos y la diarrea suelen aparecer juntos, como en el caso de la gastroenteritis aguda de Carlos, que dura menos de siete días y que puede venir acompañada de extras: moco, sangre, retortijones y fiebre.

2. ¿Cuáles son las causas más frecuentes?

Como te he adelantado, la gran protagonista de los vómitos y la diarrea es la gastroenteritis aguda (GEA), producida en su mayoría por virus, encabezada por el rotavirus, que se aparece en casi el cien por cien de los niños antes de los 4 años y se gana el título mundial de «rey de la diarrea».

Los vómitos pueden aparecer junto con muchas enfermedades como infecciones de oídos, de garganta, catarros… o cuando el intestino se irrita por algún medicamento, alimento, alergia o, más rara vez, por enfermedades propias del aparato digestivo. Y, ojo, porque hay niños que con un berrinche vomitan sin más. ¡No habré limpiado veces la consulta!

Por otro lado, la diarrea también puede estar causada por bacterias como la *Salmonella* o el *Campylobacter*, parásitos como la *Giardia lamblia*, alimentos en mal estado, antibióticos o alergias e intolerancias.

3. ¿Qué hago si mi peque vomita o tiene diarrea?

El verdadero peligro aquí es la deshidratación, porque perder líquidos sin control puede dejar a tu peque seco.

Si vomita:

- **Dale 20-30 minutos de «pausa gástrica»:** su estómago se ha contraído durante el vómito y necesita relajarse para volver a admitir algo.
- **Después de la pausa:** empieza a ofrecerle líquidos en pequeños traguitos cada 5 minutos (como si estuvieras regando una planta muy delicada). ¡Nada de que se trinque de golpe una botella entera!
- **Si no vuelve a vomitar en una hora**, anímale con algo sólido que le apetezca en pequeñas cantidades, sin forzarlo.

Si hace deposición líquida:

- **Hidrátalo** tras cada deposición para reponer esa pérdida.

4. ¿Qué le doy de beber y de comer?

He aquí dos grandes preguntas: «¿Con qué le hidrato?», y «¿Qué le doy de comer?».

La primera respuesta es fácil: con suero de rehidratación oral de farmacia. Es hiposódico, es decir, lleva menos sodio que el suero fisiológico (que a veces he visto darlo) y está diseñado para reponer tanto el líquido como las sales que se pierden. Ojo con la preparación si hay que mezclarlo; sigue las instrucciones del prospecto.

¿Y agua? Sí, puede tomar agua sin problema.

Lo que NO vale (aunque la abuela insista):

- Aquarius: es una bebida para reponer pérdidas por sudor en deportistas, no para diarreas.
- Coca-Cola batida: ni batida ni sin batir.
- Zumos de frutas: si hay diarrea, mejor evitarlos; el azúcar que contienen arrastra más agua y la empeora.
- Limonada casera: si en la farmacia nos dan la fórmula perfecta, ¿para qué inventar? O, más bien, ¿por qué seguir anclados en el pasado?

Recuerdo cuando mi abuela Carmen me preparaba su limonada casera con todo su amor asegurándose de que me bebiera hasta la última gota…, pero hoy en día ya tenemos el suero listo para usar.

En cuanto a la comida, a medida que el niño mejora, se le puede ofrecer su alimentación habitual, pero empezando con algo suave y apetecible. Suelen tolerar bien cereales (arroz, pasta, pan), patata, carne magra, pescado, verdura, fruta y lácteos. Evita comidas flatulentas, grasas en exceso, azúcar y salsas tipo kétchup.

«¿Leche, has dicho?», estarás pensando. ¡No se suspende la leche! A la mínima caca blanda parece que todo el mundo quiere quitar la leche, pero la puede tomar perfectamente. Es más, suelen tolerarla bien. Este mito viene de una posible complicación llamada intolerancia secundaria a la lactosa (te la explico en breve).

¿Y la lactancia materna o la fórmula? Tampoco se suspende. Si toma solo pecho o fórmula, sigue igual.

Eso sí, sentido común. Una vez una conocida me paró por la calle y me dijo: «María, estoy desesperada, el niño no para de vomitar y hacer cacas blandas. ¿Qué le doy de comer?».

Cuando miré al niño ahí estaba, tan feliz con un churro de chocolate en cada mano.

«Pues su alimentación habitual, pero quizá esos churros no sean la mejor idea para ayudarle a recuperarse», comenté.

5. ¿CUÁNDO CONSULTAR CON EL PEDIATRA?

Ya hablamos de cuándo salir corriendo a urgencias por vómitos o diarrea (cuando tu hijo parezca un grifo abierto, muestre signos de deshidratación, esté decaído o tenga fuertes dolores de tripa o de cabeza asociados).

Pero, si la cosa no es tan urgente, consulta con tu pediatra si:

- Es un bebé mayor de 3 meses.
- La diarrea dura más de una semana.
- No recupera el apetito habitual tras no vomitar y normalizar las heces.
- Pierde peso o notas que está más flojito de lo normal.

6. Complicaciones

- **Deshidratación y sus efectos:** cuando el peque es incapaz de tolerar nada por boca o el ritmo de deposiciones es altísimo, la rehidratación se hace de forma intravenosa.
- **Dermatitis del pañal o irritación anal:** con la diarrea, las cacas son más ácidas y pueden irritar la zona del pañal con mayor facilidad. Para prevenir este caldo de cultivo, recuerda: usa crema con zinc, mantén una buena higiene y asegúrate de que la piel esté bien seca.
- **Intolerancia secundaria a la lactosa:** a veces, tras una diarrea prolongada, el intestino se daña y deja de producir lactasa, la enzima que digiere la lactosa. Esto provoca cacas más líquidas y ácidas, dolor de barriga, gases y malestar. Es temporal; cuando el intestino se recupera, la lactosa vuelve a tolerarse. Los pediatras sospechamos de ella cuando la diarrea dura más de quince días y, en ese caso, seremos los médicos quienes valoremos si es necesario retirar la lactosa temporalmente.

7. Otros mitos, recomendaciones pleistocénicas y prácticas desaconsejadas

- **Diluir o concentrar la fórmula artificial.**
He oído de todo, desde echar más agua para «hidratar más» hasta menos para «nutrir más». No, los biberones se preparan siempre igual: treinta mililitros de agua por cada cazo raso de leche en polvo. Si cambias la proporción, puedes deshidratar o sobrecargar al peque.
- **Tiempo de ayuno prolongado.**
A los niños no se les castiga con hambre. Continuar con la alimentación ayuda a que su intestino se recupere antes.

- **Dieta astringente o blanda.**

No es imprescindible. De hecho, lo más probable es que el niño te diga que te la tomes tú.

- **Preparar la fórmula artificial con el caldo de cocción del arroz o beberse este caldo.**

No solo no ayuda, sino que el agua de cocción del arroz puede contener arsénico, que no es precisamente lo que queremos en el menú infantil, ya que es tóxico. La fórmula se prepara con agua normal como se hace de forma habitual.

- **Dar medicamentos «corta vómitos o diarrea» sin la prescripción de un médico.**

La mayoría de las gastroenteritis se pasan solas, sin medicación. Y estos fármacos, lejos de ayudar, pueden ser peligrosos:

  - Loperamida (Fortasec): ralentiza el intestino. Prohibida en menores de 12 años o si la diarrea aparece asociada a sangre. Puede hacer que la infección se extienda y producir dolor abdominal, estreñimiento, obstrucción intestinal, efectos neurológicos…
  - Metoclopramida (Primperan): no se recomienda en menores de 18 años por el riesgo de producir efectos neurológicos. ¡Ojo, que aún se usa!
  - Domperidona (Motilium): desde 2020, contraindicado en menores de 12 años por efectos cardiacos y porque, ¡sorpresa!, no es eficaz en vómitos por gastroenteritis.

- **Antibióticos.**

La causa más frecuente de GEA son los virus, y ya sabemos que los antibióticos contra ellos no funcionan. Es verdad que en ocasiones puntuales se necesitan; en cualquier caso, tu pediatra te lo recetará cuando sean oportunos y cuando tengamos una bacteria culpable de la GEA.

- **Quitar alimentos sin consultar con el pediatra.**

Si sospechas alergias o celiaquía, no tomes decisiones drásticas por tu cuenta. Antes de retirar alimentos, consúltalo con tu pediatra.

8. ¿Hay algo más para la gastroenteritis aguda?

Puede que te preguntes si hay algo más que ayude con esta «itis». Pues bien, existen algunas opciones respaldadas por la evidencia:

- **Probióticos:** no todos los bichitos buenos sirven. Los que mejor han demostrado acortar la diarrea en niños son el *Lacticaseibacillus (Lactobacillus) rhamnosus* GG y el *Saccharomyces boulardii*. Otros, como el *Lactobacillus acidophilus* o el *Bifidobacterium*, tienen menos papeletas para ser los héroes de la historia.
- **Ondansetrón:** este medicamento es como un «mute» para los vómitos, pero se usa solo en hospitales o en algunos centros de salud. Se da una dosis única para ver si conseguimos que el niño tolere líquidos y evitar el temido suero intravenoso (y el ingreso hospitalario que a veces viene con él).
- **Racecadotrilo:** su misión es reducir la cantidad de líquido que el intestino manda fuera, lo que ayuda a que la diarrea dure menos tiempo. No es magia, pero puede resultar útil en algunos casos.

Eso sí, la estrella indiscutible del tratamiento sigue siendo la rehidratación oral y la dieta normal. Lo demás son extras.

9. Cómo prevenirlos

Depende de la causa, pero, como lo más habitual es la GEA, nos centraremos en ella. La transmisión es fecal-oral, que suena elegante, pero que básicamente significa que los bichos salen por las cacas y, de alguna forma poco higiénica, pero muy efectiva, vuelven a entrar por la boca de otro ser humano.

Por eso:

Medidas para prevenir la gastroenteritis aguda

1. LAVADO DE MANOS CON AGUA Y JABÓN, SOBRE TODO DESPUÉS DE CAMBIAR UN PAÑAL, DESPUÉS DE IR AL VÁTER Y ANTES DE PREPARAR LA COMIDA, SERVIRLA Y CONSUMIRLA
2. LIMPIEZA FRECUENTE DE LOS JUGUETES Y DE LOS OBJETOS DE LOS PEQUES
3. NO COMPARTIR TOALLAS Y UTENSILIOS CON NIÑOS ENFERMOS
4. NADA DE COLE HASTA 48 HORAS DESPUÉS DE QUE PASEN LOS SÍNTOMAS
5. LAVAR BIEN FRUTAS Y VERDURAS CRUDAS
6. COCINAR BIEN LA CARNE Y LOS HUEVOS
7. VACUNA FRENTE AL ROTAVIRUS*

10. Mi bebé vomita mucho

Muchas familias llegan preocupadas porque su bebé vomita mucho, cuando en realidad lo que hace es regurgitar, es decir, soltar bocanadas de leche sin esfuerzo y sin darse cuenta.

---

* Si quieres ahorrarle a tu peque una de las GEA que hacen historia, te recomiendo la vacuna contra el rotavirus. Existen dos vacunas orales, seguras y efectivas, que reducen el riesgo de infección grave (de esas que acaban con ingresos y sueros). Cada vez son más las comunidades que la incluyen en su calendario financiado, aunque todavía queda alguna rezagada.

Vamos, lo típico de ir a darles un besito y llevarte un souvenir en la camiseta.

El reflujo gastroesofágico, que te avanzaba unas páginas atrás, es el retorno del contenido del estómago hacia el esófago. La mayoría de las veces es completamente habitual a esta edad y no causa problemas, de hecho, llamamos a estos niños «el regurgitador feliz». A partir de los 6 meses, cuando empiezan con sólidos y pasan más tiempo incorporados, el reflujo va disminuyendo hasta desaparecer, aunque algunos se resuelven entre los 12-18 meses.

¿Cuándo tienes que preocuparte? La mayoría de las regurgitaciones no afectan al bebé: come bien, está contento y gana peso. Consulta si el vómito sale con fuerza, es verde o con sangre, si el bebé deja de comer, llora cuando regurgita, se arquea y está incómodo o no gana peso.

¿Qué puedes hacer? No hace falta hacer nada si tu bebé está bien. El reflujo se resuelve solo con el tiempo. Puedes mantenerlo incorporado tras las tomas o no acostarlo inmediatamente, pero no cambies su dieta (ni la tuya si estás dándole el pecho) ni uses fórmulas especiales sin la supervisión del pediatra.

La mayoría de los reflujos son un fastidio para la ropa, pero no para el bebé. Y, salvo excepciones, lo único que hay que hacer es esperar a que desaparezca (y comprar quitamanchas).

Si has llegado hasta aquí, ¡enhorabuena!, ya eres casi un experto en el maravilloso mundo del vómito y la diarrea infantil. Con un poco de paciencia, hidratación y el consejo adecuado del pediatra (no de tu cuñado), la mayoría de los pequeños se recuperan sin problemas.

26

«PONLE UN TALLO DE GERANIO» Y 10 COSAS MÁS SOBRE EL ESTREÑIMIENTO

1. Hace caca todos los días, ¿seguro que está estreñido?

2. Escala de cacas.

3. El primer atasco: ¿cuándo empieza el problema?

4. ¿Por qué mi peque está estreñido?

5. ¿Hace falta hacerle pruebas?

6. Cuándo preocuparse: señales de alarma en el estreñimiento.

7. Antes de tratar: medidas para prevenirlo.

8. Tratamiento del estreñimiento.

9. Mitos y remedios viejunos que es mejor evitar.

10. Mi bebé aprieta mucho, está estreñido: el falso estreñimiento.

María acudió preocupada a la consulta porque Elena, su bebé de algo más de 6 meses, había empezado la alimentación complementaria y, desde entonces, sus cacas se habían vuelto duras como piedras.

«He probado a estimularle con el termómetro, le he puesto un tallo de geranio y… ¡nada! Le he quitado la manzana por si era eso lo que la estreñía. ¿Qué más puedo hacer? Ya estaba mejor de la disquecia, pero esta vez sí que creo que está estreñida», me dijo.

«Más que hacer, lo importante es qué no hacer, María. No es buena idea estimularle el ano. Pero, tranquila, vamos a hablar un poco más sobre lo que le pasa a Elena, la exploro y te cuento cómo ayudarla», respondí.

1. Hace caca todos los días, ¿seguro que está estreñido?

Uno de los grandes mitos sobre el estreñimiento es que solo cuenta si el niño se tira días sin ir al baño, lo que hace que a veces pase desapercibido. Pero no es solo cuestión de frecuencia; además de considerarse estreñimiento cuando hay menos de dos deposiciones a la semana, un niño también puede estar estreñido aunque haga caca todos los días si:

- Le cuesta mucho esfuerzo y le duele, incluso pueden aparecer heridas (fisuras anales).
- Las deposiciones son enormes, tipo «tronco de secuoya», hasta el punto de que se le notan al tocarle la tripa o incluso atascan el váter.
- Llora o evita hacer caca porque le duele.
- Se le escapa la caca sin que se dé cuenta (heces líquidas que rebosan el bolo fecal), fenómeno denominado encopresis.

Ahora bien, si hablamos de un bebé lactante que hace solo una o dos deposiciones a la semana, pero cuando las hace son blandas y sin esfuerzo, gana bien peso y no hay otras señales de alarma, eso no es estreñimiento. Los bebés amamantados pueden pasar varios días sin defecar sin que esto suponga un problema. La leche materna tiene muy pocos desperdicios y el bebé aprovecha al máximo todos sus nutrientes, así que a veces, sencillamente, no hay «material» suficiente como para generar una caca diaria.

2. ESCALA DE CACAS

Para que nos entendamos todos, la escala de Bristol nos ayuda a categorizar la caca de forma visual:

Escala de Bristol

TIPO 1. BALINES DE CONEJO

TIPO 2. RACIMO DE UVAS

TIPO 3. MAZORCA DE MAÍZ

TIPO 4. SALCHICHA

TIPO 5. *NUGGETS* DE POLLO

TIPO 6. CEREALES CON LECHE

TIPO 7. SALSA LÍQUIDA

Si sus deposiciones se asocian a los tipos 1, 2 o 3, muy grandes y con dolor, hay estreñimiento. El tipo 4 es el ideal. Los tipos 6 y 7 pueden ser señal de exceso de laxante (si tu peque ya está con tratamiento médico) o problemas de otro tipo que ya te conté en el anterior capítulo.

3. EL PRIMER ATASCO: ¿CUÁNDO EMPIEZA EL PROBLEMA?

El estreñimiento suele aparecer cuando hay:

- **Un cambio de leche materna a fórmula:** la leche materna facilita el tránsito intestinal, mientras que la artificial no tanto, lo que puede hacer que el ritmo de deposiciones cambie.
- **El inicio de la alimentación complementaria (AC):** pasar de líquidos a sólidos puede ralentizar el tránsito, pero no por culpa del alimento en sí, como le pasó a Elena. ¡Así que nada de empezar a quitar alimentos que crees que le estriñen! En su lugar, dale a tu peque más agua o ajusta la cantidad de AC.
- **Temperaturas altas:** con el calor sudan más, pierden agua y la caca se vuelve más seca y difícil de expulsar.
- **Dietas bajas en fibra:** una alimentación basada solo en proteína y carbohidratos, sin fruta ni verdura, no ayuda a mover el intestino.
- **Falta de agua:** si no hay suficiente hidratación, el intestino exprime hasta la última gota de líquido y endurece la caca.
- **Factores emocionales:** el inicio del cole, un cambio de casa (incluidas las vacaciones), la llegada de un hermanito o la retirada del pañal pueden alterar el ritmo intestinal.

4. ¿POR QUÉ MI PEQUE ESTÁ ESTREÑIDO?

El 90-95 % de los casos son funcionales, es decir, no hay una causa visible que lo provoque. Pero hay un pequeño porcentaje de causas orgánicas:

- Problemas anatómicos (malformaciones, abscesos, tumores).

- Enfermedades del intestino (Hirschsprung, alteraciones musculares).
- Medicaciones (metilfenidato, jarabes para la tos).
- Enfermedades metabólicas, inmunológicas o neurológicas (tiroides, celiaquía, diabetes, problemas en la columna).
- Psicológicas (depresión, ansiedad).

5. ¿HACE FALTA HACERLE PRUEBAS?

En general no. Con la historia clínica y la exploración física (se palpa la tripa y se pregunta por los síntomas) basta. Solo se hacen pruebas si hay señales de alarma (radiografía, ecografía, analítica de sangre o manometría son las más frecuentes).

6. CUÁNDO PREOCUPARSE: SEÑALES DE ALARMA EN EL ESTREÑIMIENTO

Si el estreñimiento va acompañado de las siguientes señales, consulta con el pediatra:

Señales de alarma

- SI UN BEBÉ MENOR DE 1 MES YA ESTÁ CON ESTREÑIMIENTO
- SI NO CRECE BIEN (NI EN PESO NI EN ALTURA)
- BARRIGA COMO UN GLOBO O DOLOR CONSTANTE
- CACAS CON SANGRE O QUE PARECEN UN HILO FINO
- VÓMITOS QUE NO PARAN
- FALTA DE APETITO O RECHAZO DE TOMAS
- SI EL ANO PARECE «FLOJO» O NO TIENE CACA
- SI ADEMÁS HAY PROBLEMAS EN REFLEJOS O EN EL DESARROLLO

7. Antes de tratar: medidas para prevenirlo

Ya hemos visto qué cosas pueden provocar o empeorar el estreñimiento. Y a continuación te dejo algunos consejos que puedes aplicar para prevenirlo:

Medidas para prevenir el estreñimiento

1. ALIMENTACIÓN VARIADA Y EQUILIBRADA, RICA EN FIBRA
2. BEBER SUFICIENTE AGUA
3. ACTIVIDAD DIARIA
4. BUENOS HÁBITOS EN EL BAÑO (DESDE LOS 2 AÑOS APROX.):
   - SENTARSE EN EL ORINAL O EN EL VÁTER DESPUÉS DE LAS COMIDAS
   - POSTURA CÓMODA CON PIES APOYADOS
   - NO ETERNIZARSE: MÁXIMO 15 MINUTOS
   - ESTAR ATENTOS A SEÑALES DE «MOMENTO CACA» Y ANIMARLOS
   - PREMIAR EL ESFUERZO, AUNQUE EL RESULTADO NO SEA EL ESPERADO
   - NUNCA REÑIR NI CASTIGAR POR ESCAPES

8. Tratamiento del estreñimiento

Recuerda, el objetivo del tratamiento es:

**MANTENER UN HÁBITO INTESTINAL SIN ESFUERZO
Y SIN DOLOR.**

Los pilares del tratamiento son una dieta «antiatasco», buenos hábitos en el baño, laxante y tratar las fisuras. Veámoslos uno por uno:

A. Dieta «antiatasco»

> ### Dieta «antiatasco»
>
> **Alimentación variada y equilibrada rica en fibra**
> - ✓ VERDURAS EN COMIDA Y CENA
> - ✓ FRUTAS: 2-3 PIEZAS AL DÍA Y ENTERAS (SI LA EXPRIMES O LA TRITURAS, ADIÓS FIBRA MÁGICA). MEJOR CON PIEL
> - ✓ CEREALES INTEGRALES Y EVITAR HARINAS REFINADAS
> - ✓ LEGUMBRES: 3-4 VECES A LA SEMANA
> - ✓ NO SUPERAR LOS 500 ML DE LÁCTEOS AL DÍA EN MAYORES DE 12 MESES (CON EXCESO DE LECHE, LAS HECES SE PONEN DURAS)
> - ✓ COMER DESPACIO Y MASTICAR BIEN
> - ✓ HACER 5-6 COMIDAS AL DÍA
>
> **Evitar «modo tapón»**
> - ✗ BOLLERÍA, CHUCHES, CHOCOLATE EN EXCESO
> - ✗ SALCHICHAS, SNACKS Y ULTRAPROCESADOS
> - ✗ BEBIDAS GASEOSAS Y ZUMOS INDUSTRIALES

¡Ojo! Si el niño está en pleno atasco (lleva varios días sin hacer caca, con dolor o con heces duras y grandes), nada de meterle fibra a lo loco. Un aumento brusco puede compactar más las heces y empeorar el problema. Primero hay que desatascar con la ayuda del pediatra.

B. Hábitos en el baño: ya los hemos visto antes, son clave sentarse bien, no eternizarse, aprovechar el reflejo poscomida, etcétera.

C. Laxante: el más utilizado es el polietilenglicol oral (apto desde los 6 meses). Su función es ablandar las cacas y, con ello, evitar el temido círculo vicioso: dolor → retención → más dolor. Es conveniente que sea tu pediatra quien te recomiende el medicamento laxante, ya que no todos son adecuados en la edad pediátrica.

Se usa de dos formas:

- Para atasco (desimpactación): es decir, cuando llevan muchos días sin hacer deposiciones, con dolor abdominal o heces muy duras y grandes. Nada de correr a por enemas o supositorios, salvo que lo indique el médico. Son incómodos y van a generar miedo en los peques. En este caso ponemos más dosis de polietilenglicol hasta que consiga hacer caca.
- De mantenimiento: no genera dependencia y puede usarse el tiempo que haga falta. Existe la creencia de que si lo toma durante mucho tiempo se acostumbrará y nunca sabrá hacer caca solo. No, lo que perpetúa el problema es quitarlo antes de tiempo. En caso de que el estreñimiento vuelva después de un periodo resuelto, se repite el tratamiento. Es común que un niño necesite varios ciclos hasta que su intestino aprenda a funcionar solo. Ser estreñido de pequeño no significa serlo de por vida.

D. Tratamiento de las fisuras: si hay fisura anal, hay dolor. Si hay dolor, hay retención. Y, si hay retención…, atasco otra vez. Se tratan con cremas cicatrizantes y con corticoides (durante periodos cortos de tiempo) para aliviar el dolor y permitir que el niño haga caca sin miedo.

9. Mitos y remedios viejunos que es mejor evitar

Hay muchas creencias populares sobre el estreñimiento, pero no todo lo que se dice por ahí es buena idea. Aquí van algunos clásicos que NO te recomiendo:

- **«Es natural, así que no puede hacerle daño».**

Tomar remedios naturales sin consultar con el pediatra no siempre es seguro. Que algo sea natural no significa que resulte inocuo. Algunas plantas y suplementos pueden ser perjudiciales para los niños o, simplemente, no están indicados en ellos.

- **«Un geranio por el ano y solucionado».**

Meter un tallo de geranio o una ramita de perejil en el ano NO es un remedio, sino una mala idea. Puede causar dermatitis, molestias y, en general, un trauma innecesario.

- **«Un bastoncillo o el termómetro con aceite y ya verás que rápido hace».**

Y dale con meter cosas donde no se debe… Estimular con objetos extraños puede hacer que el niño dependa de eso para defecar y, además, aumentar su miedo a hacer caca de forma natural. Lo que queremos es que aprenda a hacerlo solo, no que necesite un kit de herramientas cada vez.

- **«Si está estreñido, dale agua, aunque solo tome leche».**

Un bebé que solo toma leche (materna o de fórmula) no necesita agua. Darle agua extra o diluir los biberones puede hacer que se sacie sin obtener los nutrientes necesarios, lo que puede derivar en una pérdida de peso y desnutrición. No juegues a ser químico con los bibes.

- **«Bah, ya se le pasará».**

No normalices el estreñimiento. Si se prolonga o es intenso, hay que tratarlo. No esperes a que «madure su intestino» porque, mientras tanto, el problema puede empeorar.

- **«El gluten le estriñe, se lo quito y listo».**

Retirar alimentos porque sí puede ser más perjudicial que beneficioso. Si un alimento parece estar relacionado con el estreñimiento, lo mejor es consultarlo con el pediatra antes de hacer cambios drásticos en la dieta. Retirar cosas sin control puede causar déficits nutricionales innecesarios.

10. MI BEBÉ APRIETA MUCHO, ESTÁ ESTREÑIDO: EL FALSO ESTREÑIMIENTO

Esto se llama disquecia del lactante y es un fenómeno habitual en menores de 9 meses.

Los síntomas consisten en episodios de llanto cortos, esfuerzos por parte del bebé y barriga dura justo antes de hacer, O NO, caca. Cuando finalmente hacen caca es blanda, que es lo que la diferencia del estreñimiento. Ocurre porque el esfínter anal aún no está bien coordinado con el «quiero hacer caca» del cerebro. Se resuelve sola. Mientras tanto, masajitos en la tripa y paciencia.

El estreñimiento infantil es muy común, pero con buenos hábitos y paciencia se puede manejar sin dramas. Y recuerda: la clave es hacer que ir al baño no sea una tortura, sino parte de la rutina diaria. Huye de inventos caseros, experimentos o desentenderse del problema. Ante el estreñimiento, mejor información que tradición.

Fenómenos que asustan

27

«SI CONVULSIONA, LE DAÑARÁ EL CEREBRO» Y 10 COSAS MÁS SOBRE LAS CONVULSIONES

1. Convulsión: el ordenador con virus.

2. ¿Por qué le pasa esto? Las causas más comunes.

3. Convulsiones febriles: el susto más grande con la causa más frecuente.

4. Mi peque convulsiona, ¿qué hacer (y qué NO hacer)?

5. ¿Hace falta hacerle pruebas?

6. Si ha tenido una convulsión febril, ¿será epiléptico?

7. Mitos sobre las convulsiones febriles: desmintiendo leyendas urbanas.

8. Crisis de ausencia: otra convulsión, pero diferente.

9. Deja de respirar y se pone azul, ¿es una convulsión?

10. Síndrome del niño zarandeado: cuando el problema no es el peque.

Begoña llevaba tres días preocupada porque Hugo no bajaba de los 39 °C y ya se imaginaba todos los escenarios catastróficos posibles.

«Mi vecina dice que si los niños convulsionan con la fiebre, el cerebro se les chamusca y se vuelven epilépticos. Por eso yo le doy el antitérmico antes de que le suba ni una décima. Además, como convulsione, no sé qué tengo que hacer», me contaba angustiada.

«A ver, Begoña, creo que estás hablando de las convulsiones febriles. Primero veamos por qué Hugo tiene fiebre y luego te explico qué son, qué no son y qué hacer si alguna vez pasa», le dije aquel día.

1. CONVULSIÓN: EL ORDENADOR CON VIRUS

Para explicar qué ocurre en el cerebro de tu peque durante una convulsión, me gusta compararlo con un ordenador infectado por un virus. Imagina que, de repente, la pantalla se congela, las ventanas se abren y se cierran solas, el ratón va por libre y todo parece poseído. Eso es una convulsión, una descarga eléctrica anómala y repentina en el cerebro que altera su funcionamiento normal causando movimientos musculares repetidos de los miembros, pérdida de conciencia, rigidez o flacidez corporal, boca azulada o morada y encajada con fuerza, ojos en blanco o mirada perdida e incontinencia urinaria. Estos episodios habitualmente no duran más de cinco minutos.

Cuando el episodio por fin se detiene, el ordenador va a trompicones, responde lento y necesita un rato para volver a la normalidad. Lo mismo le pasa a un niño tras una convulsión: entra en «modo pantalla azul», un estado llamado periodo poscrítico, en el que puede estar somnoliento, desorientado, con menos reflejos o, incluso, vomitar. Esta fase de recuperación puede durar desde unos minutos hasta varias horas dependiendo de la causa y del tipo de convulsión.

2. ¿Por qué le pasa esto? Las causas más comunes

En los niños, la causa más frecuente de convulsión es la fiebre, lo que da lugar a las llamadas convulsiones febriles (CF). Pero puede haber otros causantes, como una bajada de azúcar en sangre (hipoglucemia), golpes en la cabeza, infecciones como la meningitis, ciertos medicamentos o drogas, e incluso enfermedades como la epilepsia.

3. Convulsiones febriles: el susto más grande con la causa más frecuente

Las convulsiones febriles son como un cortocircuito momentáneo en el sistema del niño cuando está lidiando con un catarro, una gastroenteritis o cualquier otra infección con fiebre. Y, como los virus son los reyes de las infecciones, suelen ser los principales culpables.

Se producen en menores de 5 años y son más comunes de lo que parece: entre un 2 y un 5 % de los niños las tendrán alguna vez. Pero ¿por qué no todos los peques convulsionan? En gran parte, por la herencia genética (gracias, familia) combinada con otros factores ambientales.

Suelen durar menos de cinco minutos, aunque al que la presencia le parezca una eternidad.

Lo primero que hay que saber es que son benignas. Por muy espectacular que resulte el episodio, el cerebro del niño no se daña ni le queda ningún tipo de secuela, a pesar de lo que creía la vecina de Begoña. Además, que pase una vez no significa que vaya a repetirse siempre que el niño tenga fiebre: solo uno de cada tres niños tendrá otra crisis, y el riesgo es algo mayor en los menores de 1 año o si la fiebre en el momento de la convulsión no era muy alta (sí, irónicamente, a veces el problema no es la fiebre en sí, sino el cambio brusco de temperatura).

4. Mi peque convulsiona, ¿qué hacer (y qué NO hacer)?

¿Qué hacer?

1. *KEEP CALM*
2. COLOCA AL NIÑO TUMBADO DE LADO Y PON ALGO BLANDO DEBAJO DE LA CABEZA (ALMOHADA O TOALLA)
3. ALEJA LOS OBJETOS CON LOS QUE PUEDA GOLPEARSE
4. CONTROLA LA DURACIÓN DE LA CONVULSIÓN
5. PIDE AYUDA LLAMANDO AL 112, SOBRE TODO SI DURA MÁS DE 5 MINUTOS O ES LA PRIMERA VEZ QUE LE PASA
6. SI EL NIÑO SUELE SUFRIR CONVULSIONES Y TIENES MEDICACIÓN EN CASA, DÁSELA

¿Qué NO hacer?

1. NO LE METAS NADA EN LA BOCA
2. NO INTENTES SUJETAR AL PEQUE PARA QUE NO CONVULSIONE
3. NO LE OFREZCAS NADA DE COMER NI LE DES UN ANTITÉRMICO HASTA QUE ESTÉ TOTALMENTE CONSCIENTE
4. NO MUEVAS AL PEQUE HASTA QUE NO HAYA CEDIDO LA CONVULSIÓN
5. NO ZARANDEES AL NIÑO
6. NO ES NECESARIO INICIAR MANIOBRAS DE REANIMACIÓN CARDIOPULMONAR

5. ¿HACE FALTA HACERLE PRUEBAS?

En la mayoría de los casos no. Si ha sido una CF típica, con la historia clínica suele ser suficiente para hacer el diagnóstico sin necesidad de realizar pruebas extra. Ahora bien, si la crisis duró demasiado, la recuperación fue extraña o hay antecedentes familiares que hacen saltar las alarmas, el pediatra decidirá si hay que investigar un poco más.

En esos casos, puede que se hagan pruebas como análisis de sangre, test microbiológicos o incluso un estudio del líquido cefalorraquídeo para ver si hay un virus o una bacteria detrás. Y, en raras ocasiones, puede ser necesario un TAC o un electroencefalograma.

¿Hace falta ir a neuropediatría? Normalmente no. Solo si hay señales de alarma que indiquen que estamos ante algo más que una CF de libro.

6. SI HA TENIDO UNA CONVULSIÓN FEBRIL, ¿SERÁ EPILÉPTICO?

Dato importante: haber tenido una CF no significa que tu hijo vaya a desarrollar epilepsia. El riesgo de que eso ocurra es prácticamente el mismo que el de cualquier otro niño que nunca haya convulsionado, quizá un pelín mayor (aumenta del 1 al 2 %, pero sigue siendo bajo). Vamos, que una CF no es la antesala de nada grave, por mucho que la vecina de Begoña diga lo contrario.

7. MITOS SOBRE LAS CONVULSIONES FEBRILES: DESMINTIENDO LEYENDAS URBANAS

- **«Lleva tres días con 39 ºC de fiebre y me da miedo que convulsione».**

Hay un dato que no te he contado, y es que las CF aparecen con más frecuencia en las primeras horas de fiebre, cuando empieza la subida. Así que, si tu peque lleva tres días calentito, es muy poco probable que convulsione ya.

- **«Los antitérmicos previenen las CF».**

Pues no. Los antitérmicos ayudan a que el niño se sienta mejor y a que tú te quedes más tranquilo, pero no impiden que tenga una convulsión. Vamos, que no funcionan como un escudo mágico contra ellas, a pesar de lo que creía la mamá de Hugo.

- **«Los antibióticos previenen las CF».**

Falso. De hecho, lo más frecuente es que estas se deban a infecciones virales. Así que no, los antibióticos no sirven para evitar una CF.

- **«La CF es un signo de infección grave».**

Si el niño tiene una convulsión febril típica, no añade gravedad al proceso infeccioso. De hecho, ya hemos dicho que pueden aparecer con infecciones víricas cotidianas.

- **«Hay que poner medicación preventiva».**

Se ha intentado con medicación antiepiléptica, pero el remedio es peor que la enfermedad, ya que estos fármacos tienen más efectos secundarios que beneficios en este caso. Lo que sí hacemos es dejar recetada medicación solo por si acaso vuelve a ocurrir. Es un fármaco que se administra por la boca o el culete (midazolam o diazepam, respectivamente) en caso de otra crisis, pero no se usa como prevención diaria.

- **«Pero ¿cómo has dicho que no hay que meterle nada en la boca? ¡Que se va a tragar la lengua!».**

Mito total. No hay riesgo de que el niño se trague la lengua. De hecho, meterle algo en la boca durante una convulsión es una de las peores ideas que puedes tener, porque se puede atragantar.

8. CRISIS DE AUSENCIA: OTRA CONVULSIÓN, PERO DIFERENTE

Las crisis de ausencia son un tipo de crisis epiléptica que suele aparecer entre los 4 y los 9 años, y son más comunes en las niñas. En estos casos, los niños suelen tener un desarrollo normal, solo que su cerebro a veces se desconecta por un desequilibrio quími-co en los neurotransmisores cerebrales.

Durante una crisis de ausencia, el peque se queda «congelado» durante unos segundos, como si le hubieran pulsado el botón de pausa. No responde a nada y puede hacer movimientos raros, como si estuviera «jugando» con el aire o chupándolo. Y, cuando termina, ¡bum!, retoma lo que estaba haciendo sin inmutarse. Y sí, estos episodios pueden ocurrir varias veces al día.

Existen dos tipos: las ausencias típicas y las atípicas, estas últimas asociadas a cuadros más graves y con posibles retrasos en el desarrollo.

Para el diagnóstico el pediatra necesitará tu relato y, si tienes suerte, un vídeo casero para hacer la valoración más fácil. El electroencefalograma es el examen definitivo para confirmar que no se trata de otro tipo de crisis.

El tratamiento consiste en medicación para prevenir las crisis, y, cuando ya no haya más episodios, se puede empezar a retirar. Pero siempre bajo supervisión del neuropediatra.

9. Deja de respirar y se pone azul, ¿es una convulsión?

¡Para nada! Esto se llaman espasmos del sollozo, y, aunque se vea como una película de terror, no es grave. Suelen ocurrir entre los 6 meses y los 5 años, cuando el peque se enfada tanto, pero tanto, que, de repente, ¡zas!, deja de respirar (o «se encana», «se priva», como decimos en mi pueblo). Se pone morado o pálido y, si se alarga más de lo normal, puede hacer alguna sacudida, como una miniconvulsión. Pero, tranquilo, en cuanto se recupera, el niño vuelve a llorar como si nada.

Lo más importante: ¡mantén la calma! No es fácil, pero no queda otra. No hay que hacer respiración boca a boca ni zarandear al niño (ahora te explico por qué). Simplemente deja que pase, se recuperan solitos y mejoran hasta desaparecer con la edad.

Si tienes dudas o los episodios se repiten, consulta con el pediatra, pero que no cunda el pánico porque ni dejan secuelas ni aumentan el riesgo de epilepsia, que ya hemos dicho que no son convulsiones.

10. Síndrome del niño zarandeado: cuando el problema no es el peque

Este tema es serio, aunque no muy frecuente, pero resulta importante que lo conozcas. El síndrome del niño zarandeado ocurre cuando alguien sacude violentamente a un bebé. Estos tienen la cabeza mucho más grande que el resto del cuerpo, y el pobre cuello no posee la fuerza necesaria para sujetarla. Así que, cuando se les zarandea, el cerebro puede golpearse contra las paredes del cráneo, causando hemorragias y otros problemas graves. Y, ojo, no hace falta mucho tiempo: con menos de cinco segundos

de sacudidas se pueden causar secuelas muy serias, como parálisis cerebral, ceguera o dificultades de aprendizaje.

Lo que suele desencadenar este síndrome es un llanto inter-
minable que pone a los cuidadores al borde de un ataque de
nervios, o también cuando el bebé se queda sin respiración por
causas como un espasmo del sollozo o un atragantamiento.

Recuerda:

¡NUNCA LO ZARANDEES!

Como hemos visto con Begoña y Hugo, las CF son más comunes
de lo que pensamos y, por lo general, inofensivas. No hace falta
que te conviertas en un experto en maniobras de emergencia
ni que sigas los consejos de la vecina. Si te ocurre, mantén la calma (sé
que es difícil), y deja que el pediatra sea el que resuelva tus dudas.
Ya has visto que las convulsiones no son para tanto y, por favor,
no dejes que las leyendas urbanas te quiten el sueño.

28

«DALE A OLER AMONIACO PARA QUE SE RECUPERE ANTES» Y 10 COSAS MÁS SOBRE EL DESMAYO

1. Desmayo: el ordenador sobrecalentado.

2. Antes de desmayarse hay avisos.

3. Los diferentes tipos de síncopes.

4. ¿Qué hacer si tu hijo…?

5. ¿Es necesario hacerle pruebas?

6. ¿Cuándo consultar con el pediatra?

7. Cómo prevenir un desmayo.

8. Mitos sobre los desmayos.

9. Mi peque se desploma al ver sangre o agujas.

10. No, no es un síncope, es una bajada de azúcar.

Silvia, de 13 años, llegó a la consulta acompañada de su padre, que aún parecía preocupado.

«Es que se nos cayó redonda —me cuenta—. Había unas colas interminables en el parque de atracciones, en plena ola de calor. Le insistimos en que bebiera agua, que se pusiera la gorra…, ¡pero nada! Se empezó a encontrar mal y… ¡al suelo!

Menudo susto nos dio. ¿Hay que hacerle pruebas? ¿Esto es grave?».

Mientras su padre hablaba Silvia lo escuchaba atenta.

«Voy a explicarte qué pasó y por qué tu padre tiene razón», le dije.

1. DESMAYO: EL ORDENADOR SOBRECALENTADO

Al igual que ya te expliqué la convulsión comparándola con un virus de ordenador, me gusta comparar el desmayo, también llamado síncope, con un ordenador sobrecalentado. Imagina que tienes en el ordenador mil pestañas abiertas, la temperatura sube como si estuvieras horneando un pan y, de repente…, ¡plof! Se apaga solo para no achicharrarse. Esto es un síncope: el cerebro, por un momento, se queda sin suficiente flujo sanguíneo y decide desconectar el sistema para reiniciar. Pero aquí viene la clave: cuando vuelves a encender el ordenador, todo funciona como si nada hubiera pasado. Igual ocurre con el niño que se desmaya, en cuanto vuelve en sí está como nuevo, sin el «modo zombi» que deja una convulsión.

Cuando se produce el síncope notarás que el niño se pone pálido, deja de responder y se queda sin fuerza pudiendo perder la conciencia y acabar en el suelo. Pero en menos de un minuto vuelve en sí, como si nada. A veces, en el momento de la caída, el cuerpo mete un «efecto especial» extra y se ven dos o tres sacudidas en las extremidades, lo que puede asustar más de la cuenta.

2. Antes de desmayarse hay avisos

Lo bueno es que el síncope suele avisar antes de ocurrir, como le pasó a Silvia. Tu hijo puede notar mareo, náuseas, dolor abdominal, sudor frío, visión borrosa o un zumbido en los oídos, como si de repente estuviera en un túnel. Y esto es importante, porque, si aprendes a reconocer estos síntomas a tiempo, puedes evitar el desmayo.

3. Los diferentes tipos de síncopes

El cerebro es un órgano exigente. Necesita un suministro constante de oxígeno y glucosa para seguir funcionando como es debido. Para ello, el sistema nervioso y el circulatorio trabajan juntos manteniendo la presión arterial en niveles adecuados. Pero, cuando algo falla en esta coordinación, la sangre no llega bien al cerebro y se produce el desmayo. Entender por qué se origina el síncope nos permite desgranarlo y conocer las distintas causas:

- El clásico **síncope vasovagal:** es el desmayo de toda la vida, el que ocurre tras un dolor intenso, una emoción fuerte o al ver sangre. También es el típico que tiene lugar si pasas mucho tiempo de pie en un sitio caluroso, como le ocurrió a Silvia.
- Hipotensión ortostática o **síncope postural:** si te levantas demasiado rápido después de estar mucho rato sentado o acostado, la presión arterial no reacciona a tiempo, el cerebro se queda momentáneamente sin su dosis de oxígeno y… apagón.
- **Síncope por esfuerzo:** si ocurre durante el ejercicio, hay que prestarle atención, porque en algunos casos podría ser un signo de un problema en el corazón.

- **Síncope del baño:** algunos adolescentes experimentan un desmayo justo después de orinar o hacer un esfuerzo en el baño. Esto se debe a una caída brusca de la presión arterial. Sí, hasta el inodoro puede ser traicionero.

- **Síncope por peinado:** en pediatría es relativamente frecuente el síncope provocado por el peinado de cabello en las niñas. Ocurre cuando el tirón sobre el cabello estimula ciertos nervios desencadenando un reflejo que baja las pulsaciones del corazón y la tensión arterial, lo que produce el desmayo.

- **Síncope tusígeno:** ocurre tras un episodio intenso de tos. El esfuerzo aumenta la presión en el tórax y disminuye el flujo sanguíneo al cerebro, provocando el desmayo.

- **Síncope por hiperventilación:** cuando el miedo o la ansiedad llevan a respirar demasiado rápido, el nivel de dióxido de carbono en sangre baja y se genera un mareo que puede terminar en un desmayo.

- **Desmayos por ayuno o deshidratación:** si el cuerpo no tiene suficiente energía o líquidos, la presión arterial puede caer y provocar un síncope, doble factor productor en el caso de Silvia.

- **Síncope cardiaco:** aunque es poco frecuente en niños, hay que considerarlo. Puede estar relacionado con arritmias o problemas estructurales del corazón.

- **Pseudocrisis o síncope psicógeno:** más frecuente en adolescentes, puede parecer un desmayo, pero suele tener un componente emocional y no hay una causa médica clara detrás.

4. ¿QUÉ HACER SI TU HIJO…?

¿Qué hacer si tu hijo…?

Se encuentra mal

- HAZ QUE SE SIENTE CON LA CABEZA ENTRE LAS PIERNAS O SE ACUESTE DE INMEDIATO Y QUE RESPIRE LENTA Y PROFUNDAMENTE

Se desmaya

- PONLE TUMBADO CON LAS PIERNAS ELEVADAS Y LA CABEZA DE LADO

- RECUPERA LA CONCIENCIA
  CUANDO SE SIENTA MEJOR, HAZ QUE SE INCORPORE DESPACIO: PRIMERO SENTADO DURANTE UNOS MINUTOS Y DESPUÉS QUE SE LEVANTE

- NO RECUPERA LA CONCIENCIA TRAS 1–2 MINUTOS
  PONLO EN POSICIÓN LATERAL DE SEGURIDAD Y LLAMA AL 112

5. ¿ES NECESARIO HACERLE PRUEBAS?

Es escuchar la palabra «desmayo» y muchos padres ya imaginan lo peor: un problema grave en el corazón, algo en el cerebro… y, claro, hay que investigarlo a fondo, ¿no? Pues, en realidad, no siempre. La mayoría de los síncopes en niños son completamente benignos y no requieren una batería de pruebas médicas si tras el episodio se recupera rápido y no hay antecedentes de enfermedades graves. Ahora bien, si el desmayo ha sido «raro», lo mejor es consultarlo con el pediatra. En esos casos, lo habitual es hacer una exploración completa: medir la tensión arterial, revisar el pulso, hacer un electrocardiograma y, si se considera necesario, un análisis de sangre.

Si hay cualquier duda, el pediatra valorará si hace falta derivarlo al cardiólogo para un estudio más detallado.

6. Cuándo consultar con el pediatra

Como en el caso de Silvia, no todos los desmayos requieren una visita urgente al hospital, pero hay algunos que sí merecen una consulta con el pediatra. En especial, si hablamos de esos síncopes «raros» que no encajan con los más típicos.

¿Cuándo consultar con el pediatra?

- EL NIÑO TARDA MÁS DE 5 MINUTOS EN RECUPERAR EL CONOCIMIENTO
- SI EL DESMAYO OCURRIÓ DURANTE EL EJERCICIO O AL HACER UN ESFUERZO
- SI EL DESMAYO OCURRE AL ESTAR SENTADO
- SI SE QUEJA DE DOLOR EN EL PECHO O TIENE PALPITACIONES
- SI DURANTE EL SÍNCOPE TIENE SACUDIDAS DE LAS EXTREMIDADES
- SI SE HACE PIPÍ ENCIMA
- SI SE REPITEN
- SI NO TIENEN UNA CAUSA CLARA

7. Cómo prevenir un desmayo

Cómo prevenir un desmayo

1. ASEGÚRATE DE QUE EL NIÑO SE MUEVA O CAMBIE DE POSTURA CON FRECUENCIA SI ESTÁ DE PIE DURANTE MUCHO RATO
2. HIDRATACIÓN ADECUADA, SOBRE TODO ANTE TEMPERATURAS ALTAS
3. EVITA EL CALOR EXTREMO

4. OFRÉCELE ALIMENTOS DE MANERA REGULAR
5. EVITA CAMBIOS BRUSCOS DE POSTURA
6. SI ES POR MIEDO, AYÚDALE A MANEJAR SUS EMOCIONES
7. ENSEÑA AL NIÑO A RESPIRAR DE MANERA CALMADA Y CONTROLADA CUANDO SE SIENTA NERVIOSO O ANSIOSO
8. EVITA ESPACIOS CERRADOS CON MUCHA GENTE

8. Mitos sobre los desmayos

- **«Cuando alguien se desmaya, hay que abanicarlo».**

Aunque queda muy elegante en los conciertos de Beyoncé, lo que realmente necesita la persona desmayada es tumbarse con las piernas en alto. De nada sirve darle brisa si el problema es que la sangre no está llegando bien al cerebro.

- **«Dale unas bofetadas para que se despierte o zarandéalo».**

Esto lo he visto con mis propios ojos. Nada de violencia, por favor. El síncope se resuelve solo en unos segundos, y lo único que vas a conseguir con los tortazos es que al recuperarse esté más alterado. Además, ya vimos el desenlace que puede tener zarandear a un niño.

- **«Dale a oler alcohol o amoniaco para que reaccione».**

Mala idea. Los vapores irritantes pueden hacer más mal que bien, y pueden irritar las vías respiratorias.

- **«Si un niño se desmaya, seguro que le falta hierro».**

Ya hemos repasado las causas más frecuentes, y la anemia ferropénica (por falta de hierro) no es la primera en la lista.

- **«Si el niño se desmaya una vez, se desmayará siempre».**

No tiene por qué. Muchas veces es un episodio aislado y no vuelve a repetirse.

- **«Hay que meterle algo en la boca para que no se trague la lengua».**

Clásico error que también vimos que se repetía en las convulsiones.

- **«Es mejor no hablar del desmayo delante del niño, porque, si se acuerda, le puede volver a pasar».**

Todo lo contrario. Explicarle qué le ha ocurrido le ayudará a entenderlo y evitar sustos innecesarios en el futuro. El desmayo que ha padecido no es Voldemort, se puede nombrar sin que vuelva a aparecer.

9. MI PEQUE SE DESPLOMA AL VER SANGRE O AGUJAS

Si tu hijo se marea al ver una aguja, no está solo: hasta un 25 % de la población siente un miedo irracional a los pinchazos. A veces es solo un mal rato, pero en casos extremos puede provocar desmayos o incluso evitar que alguien se vacune o reciba un tratamiento necesario.

Este miedo, llamado tripanofobia, suele empezar en la infancia. No es raro que los niños asocien los pinchazos al dolor y reaccionen con llanto o nervios. Lo importante es gestionar bien la situación para que este miedo no se convierta en un problema que persista en el fututo.

Algunas estrategias que pueden ayudar a tu peque incluyen:

- **Evitar utilizarlo como amenaza:** «Si no te portas bien, le digo a María que te pinche».
- **Utilizar un distractor durante el proceso:** cantar, soplar burbujas o ver dibujos durante el pinchazo.
- **Anestesia tópica:** en niños más sensibles, puede reducir el dolor y la ansiedad.
- **Posición adecuada:** mejor sentados o tumbados para prevenir mareos.

• **Apoyo y calma:** los niños imitan nuestras emociones. Si estamos tranquilos, ellos también lo estarán.

10. NO, NO ES UN SÍNCOPE, ES UNA BAJADA DE AZÚCAR

La hipoglucemia, que es el nombre científico, no suele provocar un desmayo inmediato como un síncope, pero puede causar mareos, temblores, sudor frío, hambre repentina, visión borrosa o incluso cambios de humor. Si la glucosa sigue bajando, la persona puede llegar a perder el conocimiento, pero de forma más progresiva y prolongada.

¿Cómo actuar ante una hipoglucemia?

- PREVENIR ES LO PRIMERO: SI EL PEQUE ES PROPENSO A HIPOGLUCEMIAS, ENSÉÑALE A RECONOCER LAS SEÑALES Y A LLEVAR SIEMPRE ALGO PARA SUBIR EL AZÚCAR
- TOMAR HIDRATOS DE ACCIÓN RÁPIDA: ZUMOS, AZÚCAR DISUELTO EN AGUA O CARAMELOS (¡CUIDADÍN!, NO DARLOS EN MENORES DE 5-6 AÑOS) FUNCIONAN RÁPIDO. EL CHOCOLATE NO (LA GRASA RETRASA LA ABSORCIÓN)
- COMPROBAR LA GLUCOSA (EN PACIENTES QUE HABITUALMENTE TIENEN BAJADAS). SI SIGUE BAJA, REPETIR LA TOMA DE AZÚCAR
- NO DEJAR SOLO AL NIÑO: SI LA BAJADA ES GRAVE, PUEDE NECESITAR AYUDA PARA REACCIONAR
- ACUDIR A URGENCIAS SI NO MEJORA O SI HA PERDIDO EL CONOCIMIENTO

Esto no es un simple síncope. Sin azúcar en sangre el cuerpo de tu peque no va a arrancar.

Los síncopes pueden dar un buen susto, pero en la mayoría de los casos no esconden nada grave ni necesitan pruebas especiales. No son una enfermedad en sí mismos, sino una reacción del cuerpo a ciertas situaciones. Así que, más que preocuparse, lo importante es saber cómo actuar y estar preparados.

29

«TODAS LAS MENINGITIS SON MUY GRAVES» Y 10 COSAS MÁS SOBRE LA MENINGITIS

1. Meningitis: la «itis» más temida.

2. Las meningitis «buenas» y «malas».

3. ¿Cómo se contagian las meningitis?

4. ¿Cómo saber si algo no va bien? Los síntomas de la meningitis.

5. ¿Cómo se diagnostica?

6. ¿Cómo se trata?

7. Las meningitis pueden ser mortales.

8. Otras secuelas: cuando la meningitis deja su huella.

9. ¡Buenas noticias! Tenemos vacunas que previenen las meningitis «malas».

10. Mi peque ha estado en contacto con un caso, ¿qué hago?

Aún recuerdo aquel 25 de mayo de 1997. Era el día de mi primera comunión. La iglesia estaba llena de niños vestidos de blanco, sonrisas nerviosas y flashes de cámaras capturando momentos que, para muchos, quedarían como un bonito recuerdo de la infancia. Entre todas esas imágenes, hay una que sigue intacta en mi memoria: una silla vacía.

Sobre ella, en lugar de un niño ilusionado, descansaba un ramo de flores. No recuerdo nada de la misa, ni las palabras del sacerdote ni la sensación de llevar aquel vestido de princesa que con tanto esmero habían elegido para mí. Lo que sí recuerdo es la pregunta que le hice a mi madre con la inocencia de quien aún no entiende del todo la ausencia: «¿Por qué hay flores ahí?».

La respuesta me golpeó con una intensidad que, a pesar de los años, no ha perdido fuerza. Esa silla estaba destinada a Noelia, una niña que apenas unas semanas antes había fallecido por meningitis. No hubo vestido blanco para ella ni fotos ni risas en aquel día que debería haber sido de celebración. Su ausencia se convirtió en un silencio pesado, en una lección temprana y brutal sobre la fragilidad de la vida.

Este capítulo deseo dedicarlo a su familia, a quienes admiro y quiero profundamente. A una familia de luchadores que, pese a los golpes de la vida, ha sabido seguir adelante. Porque la meningitis no solo se lleva vidas; también deja cicatrices imborrables en quienes permanecen.

1. MENINGITIS: LA «ITIS» MÁS TEMIDA

La meningitis es una infección que afecta a las meninges, unas membranas que recubren el cerebro y la médula espinal, como una especie de envoltorio protector que se inflama por distintas causas que ahora te explicaré. Dentro de las meninges circula el líquido cefalorraquídeo, un líquido vital que en caso de meningitis se ve alterado por la llegada de células «defensivas» (leucocitos), que intentan combatir al agresor.

2. LAS MENINGITIS «BUENAS» Y «MALAS»

La mayoría de las meningitis se originan por infecciones. Los pediatras solemos llamar meningitis «buenas» a las virales, ya que son menos graves que las «malas», causadas por bacterias, que suelen ser graves y de riesgo vital si no se tratan rápidamente. Por fortuna, en la infancia la proporción de meningitis virales frente a bacterianas es de diez a una, gracias a la alta cobertura vacunal en nuestro país.

Los virus que causan la meningitis suelen estar detrás de catarros y gastroenteritis, siendo el enterovirus el más frecuente, sobre todo en primavera. También pueden estar implicados otros virus como los de la varicela, el herpes, el sarampión, la parotiditis y la gripe.

En los recién nacidos, las bacterias más comunes son el *Streptococcus agalactiae* (estreptococo del grupo B), la *Escherichia coli* y la *Listeria monocytogenes*.

En niños mayores, los principales culpables son la bacteria *Neisseria meningitidis* (meningococo), especialmente el serogrupo B, aunque en los últimos años han aumentado los serogrupos W e Y, mientras que el C ha disminuido gracias a la vacunación. Otras bacterias implicadas son el *Streptococcus pneumoniae* (neumococo), el *Haemophilus* y algunos tipos de estreptococo. Las meningitis más peligrosas, ya te lo adelanto, son las causadas por el meningo y el neumococo, que provocan esta enfermedad durante todo el año, siendo el meningococo el productor de epidemias, es decir, brotes con más casos de los habituales.

3. ¿CÓMO SE CONTAGIAN LAS MENINGITIS?

La mayoría de los microorganismos que causan meningitis son bastante comunes y, de hecho, suelen vivir tranquilamente en la garganta de personas sanas (portadores asintomáticos).

¿Cómo llegan a causar meningitis? Se transmiten a través de las gotitas de saliva o moco que salen disparadas al aire cuando una persona infectada o portadora estornuda, tose o habla. Aunque estos microorganismos están por ahí, no siempre provocan meningitis, sino que se quedan solo en un resfriado o una garganta irritada.

4. ¿Cómo saber si algo no va bien? Los síntomas de la meningitis

Los síntomas de la meningitis pueden empezar de forma bastante parecida a los de un resfriado o una gastroenteritis: fiebre, malestar general, cansancio y, a veces, dolor de cabeza, pero lo que diferencia a la meningitis de otros padecimientos es que evoluciona muy rápido.

En algunos casos, puede aparecer de repente una fiebre muy alta y un dolor de cabeza intenso que no mejora con nada. Otros síntomas que pueden indicar meningitis incluyen rigidez de cuello, vómitos sin causa aparente, sensibilidad a la luz, aparición de petequias o cambios en el estado de conciencia (como estar más somnoliento, irritable o incluso llegar a convulsionar, sobre todo en las «malas»).

5. ¿Cómo se diagnostica?

Cuando el pediatra sospecha que un niño tiene meningitis, lo primero que hará es explorar los signos meníngeos, maniobras en las que se evalúa si hay rigidez en el cuello o dolor al levantar las piernas. Si esas pruebas salen positivas, comenzará a hacer otras más específicas para confirmar el diagnóstico.

Una de las más importantes es la punción lumbar, donde se extrae una muestra de líquido cefalorraquídeo de la parte baja de la espalda. Aunque suena algo invasivo, es bastante común y generalmente solo causa algunas molestias temporales. Ese líquido nos ayuda a comprobar si hay inflamación meníngea. Además, se analiza para saber si la meningitis es de las «buenas» o de las «malas».

A esta prueba le sumamos la historia clínica del niño y una analítica de sangre. Con todo eso podemos diferenciar con bastante precisión si estamos ante una meningitis vírica o bacteriana.

6. ¿Cómo se trata?

El tratamiento de la meningitis dependerá de la causa.

Por un lado, si la meningitis es viral, el tratamiento suele ser sintomático. Por lo general, el ingreso en el hospital es cortito, menos de una semana, y el niño se recupera sin secuelas.

Por otro, las meningitis bacterianas requieren, además del tratamiento para controlar los síntomas, antibióticos desde el primer momento, y suelen precisar ingreso en unidades de cuidados intensivos para controlar la evolución, ya que a veces necesitan respiradores u otras medicaciones para estabilizar al peque. La duración del ingreso es variable (entre una semana y quince días), dependiendo del causante, de la respuesta al tratamiento y de las secuelas.

7. Las meningitis pueden ser mortales

El meningococo provoca meningitis de forma extremadamente rápida. En cuestión de pocas horas, el cuadro clínico puede evolucionar de manera alarmante. Por eso, si no se detecta a tiempo, es capaz de desencadenar un fallo multiorgánico que acabe con la vida del niño, y, aunque no es lo más común, en un 3-13 % de los casos puede ocurrir, dependiendo de factores como la región geográfica y la rapidez del tratamiento.

En cambio, la meningitis por neumococo, aunque también es peligrosa, suele resultar algo más lenta, pues se desarrolla en dos o tres días. La mortalidad por esta bacteria también ronda el 10 %, pero su evolución no es tan fulminante como la del meningo.

8. OTRAS SECUELAS: CUANDO LA MENINGITIS DEJA SU HUELLA

Las virales suelen tener un pronóstico excelente, con secuelas y mortalidad en casos excepcionales.

En contraste, las bacterianas son otro cantar. El meningococo puede producir secuelas graves como insuficiencia renal crónica o la amputación de algún miembro. Por suerte, muchos niños reciben tratamiento a tiempo y se recuperan sin secuelas.

El neumococo es menos agresivo, pero no menos peligroso. Las secuelas son más comunes y afectan a uno de cada cuatro supervivientes. Entre ellas destacan la pérdida auditiva y, menos frecuentemente, problemas cerebrales como epilepsia o parálisis cerebral. A pesar de todo, la mayoría de los niños diagnosticados y tratados con rapidez se recuperan por completo.

Por eso, aunque las meningitis bacterianas pueden dejar huella, la detección y el tratamiento a tiempo salvan vidas.

9. ¡Buenas noticias! Tenemos vacunas que previenen las meningitis «malas»

Por suerte, la ciencia ha avanzado mucho en la prevención de la meningitis. Gracias a las vacunas, los casos de meningitis «malas» han caído enormemente y podemos prevenir que nuestros hijos sufran las consecuencias de estas infecciones graves. Disponemos de vacunas para diferentes serogrupos de meningococo (A, B, C, W e Y), neumococo y *Haemophilus influenzae* tipo B, todas ellas muy eficaces y seguras.

Aunque las vacunas son fundamentales, las medidas higiénicas siguen siendo imprescindibles para prevenir la propagación de estos gérmenes; esto incluye el lavado de manos con agua y jabón, evitar el contacto cercano con personas enfermas y no compartir vasos ni cubiertos.

10. Mi peque ha estado en contacto con un caso, ¿qué hago?

Si el contacto ha sido con una meningitis de causa viral, no hay necesidad de tomar ninguna medida preventiva especial. Sin embargo, en los casos de meningitis bacteriana, serán las autoridades sanitarias las que evalúen la situación. Ellas determinarán quiénes estuvieron en contacto estrecho con el niño enfermo y decidirán si es necesario administrar un antibiótico profiláctico para reducir la probabilidad de que esas personas desarrollen la enfermedad.

La historia de Noelia nos recuerda que la meningitis puede llegar sin previo aviso, rápida y silenciosa. Aunque los síntomas puedan parecer los de una infección más, nunca debemos bajar la guardia.

Conocer los síntomas y estar atentos a cualquier cambio en nuestros hijos es esencial. A veces, nuestra intuición de padres, como ya te comenté en otro capítulo, resulta crucial. Si sientes que algo no va bien, no dudes en consultar con el pediatra, porque actuar rápido puede marcar la diferencia.

Y sobre todo la prevención es clave. Las vacunas son nuestra mayor protección frente a meningitis graves. Gracias a ellas, podemos evitar tragedias como la de esta niña.

Agradezco profundamente a la familia de Noelia el haberme permitido contar su historia. Su valentía y generosidad al compartirla están ayudando a muchos padres a estar informados y a prevenir lo que, por desgracia, le ocurrió a ella.

Presta atención

30

«TOMÓ UNA HIERBA MILAGROSA QUE LE CURÓ EL CÁNCER» Y 10 SEÑALES DE ALERTA EN EL CÁNCER INFANTIL

1. Palidez.

2. Cansancio o fatiga excesiva.

3. Pérdida de peso de forma involuntaria y sin causa aparente.

4. Petequias, moratones o sangrados espontáneos.

5. Aparición de bultos o masas.

6. Inflamación o hinchazón abdominal evidente.

7. Cambios en los ojos.

8. Dolor de huesos generalizado.

9. Fiebre persistente de más de diez días sin causa aparente.

10. Dolor de cabeza persistente y progresivo.

Hay nombres que nunca se olvidan, miradas que se quedan grabadas, aunque pasen los años. Recuerdo perfectamente al primer niño que perdí. Su diagnóstico fue un mazazo, y su partida se llevó consigo un pedacito de mi alma.

Yo era su pediatra. Lo vi, le pedí las pruebas, lo derivé. Sabía lo que podía venir, aunque siempre te aferras a que «la mayoría se curan». Hasta que un día sonó el teléfono. Al otro lado, una compañera del hospital: «Tu paciente ha fallecido».

Nunca podré olvidar el dolor de su familia. Me preguntaba una y otra vez si podría haber hecho algo más o haber sido más rápida. Cuando volví a verlos, ya que tenían más hijos, nos miramos, lloramos y nos abrazamos.

Cada año se diagnostican en España alrededor de mil cien casos de cáncer en menores de 14 años. La leucemia es el más frecuente, seguido de los tumores cerebrales y los linfomas. Y, aunque la tasa de curación ha mejorado mucho, alcanzando aproximadamente un 80-85 % de supervivencia a los cinco años del diagnóstico, hay un pequeño porcentaje de niños que no lo logran. Por eso, los pediatras no siempre podemos prometer que todo irá bien, sino que estaremos ahí para acompañarlos en el proceso, para responder sus preguntas, para sostener el silencio si hace falta, para dejar que lloren, para compartir su esperanza. Porque la mayoría de las batallas se ganan, pero ninguna se libra en soledad.

Quiero recoger en este capítulo las señales de alerta del cáncer infantil, no para que vivas con miedo, sino para que estés atento, porque al principio puede manifestarse con los mismos síntomas que otros procesos frecuentes y benignos. Cuanto antes se detecte, más posibilidades hay de que la historia tenga un final feliz.

1. Palidez

No, que el niño esté blanquito no significa que tenga cáncer. De ser así media población infantil estaría en riesgo en invierno. Pero, si notas que su color es muy blanco y, además, parece cansado o decaído, es momento de consultar. La palidez puede deberse a muchas cosas, desde una anemia por falta de hierro hasta enfermedades más serias como la leucemia.

2. Cansancio o fatiga excesiva

Si un niño pequeño que antes era un torbellino ahora prefiere el sofá a jugar, o si notas que le cuesta hacer actividades que antes realizaba sin problemas, merece una revisión. La fatiga en el cáncer infantil suele ser persistente y sin una causa evidente, sobre todo si se asocia a una sudoración nocturna excesiva que aparece de repente. No te alarmes con esto último, algunos nenes sudan más que un pingüino en el Caribe de manera habitual.

3. Pérdida de peso de forma involuntaria y sin causa aparente

Si un niño pierde peso sin que haya un motivo claro (no ha cambiado su alimentación ni ha empezado a entrenar para las Olimpiadas), es una señal de alarma. No vale el «es que está creciendo» o «ahora come menos porque se entretiene con la tablet», porque el crecimiento no va acompañado de un adelgazamiento brusco.

4. Petequias, moratones o sangrados espontáneos

Los niños se caen, se chocan y llevan en las piernas una exposición de hematomas. Pero si aparecen moratones sin golpes previos, o si hay sangrados espontáneos de nariz o encías, puede ser signo de problemas en la coagulación, como los que aparecen en la leucemia.

Uno de los mitos que se oyen por aquí es «Si le salen petequias, dale vitamina K». No, las petequias no se solucionan con suplementos caseros. Hay que investigar la causa.

5. Aparición de bultos o masas

Aquí no hablamos de un chichón por una pelea con la mesa, sino de bultos que aparecen en zonas como el cuello, las axilas o las ingles sin una razón clara y que no desaparecen.

Las adenopatías (ganglios inflamados) pueden aparecer por infecciones como las que te conté en el decimonoveno capítulo, que iba sobre las «itis», pero, si tienes delante un ganglio que cumple estas características, ojo:

Ganglios por los que consultar

- ESTÁ POR ENCIMA DE LA CLAVÍCULA O EN LA AXILA
- LLEVA SEMANAS AHÍ Y SIGUE CRECIENDO
- ES DURO, COMO UNA CANICA
- MIDE MÁS DE 2 CM
- NO SE MUEVE AL PRESIONARLO (ADHERIDO A PLANOS PROFUNDOS)
- NO DUELE (Y LOS GANGLIOS INFLAMADOS POR INFECCIONES SUELEN DOLER)
- NO VA ACOMPAÑADO DE FIEBRE NI SIGNOS DE INFECCIÓN

No todo bulto es cáncer (¡menos mal!), pero, si uno tiene este perfil, consulta con tu pediatra.

6. INFLAMACIÓN O HINCHAZÓN ABDOMINAL EVIDENTE

Si de repente notas que tu hijo tiene la barriga más hinchada de lo normal y no es porque ese día haya comido más de la cuenta, es momento de prestarle atención. El aumento del perímetro abdominal puede deberse a muchas causas, desde un problema digestivo hasta la presencia de una masa que el pediatra pueda palpar al explorarlo.

Ahora, tranquilidad, que no estamos diciendo que cada niño con barriguita tenga algo grave. Muchos niños pequeños son triponcetes por naturaleza y según van creciendo ese patrón desaparece. Aquí hablamos de una hinchazón repentina y persistente, que no mejora con el tiempo y que no se debe a otra causa.

Si la barriga crece de forma súbita sin motivo aparente o si al tocarla notas una masa, hay que consultarlo.

7. CAMBIOS EN LOS OJOS

Aquí hay varias señales:

• Un reflejo blanco en la pupila en vez del típico rojo de las fotos con flash (ojo de gato) puede indicar retinoblastoma.

• Estrabismo repentino (que un ojo se desvíe sin que antes lo hiciera).

• Pérdida de visión o que el niño se queje de ver borroso. No es normal que un peque empiece a chocarse con todo sin motivo. Si pasa, toca revisar esos ojitos.

8. Dolor de huesos generalizado

Ya explicamos que los dolores de crecimiento existen, que son los más frecuentes y que terminan pasando. Lo que no es normal es un dolor persistente, que aparece sin motivo (sin caídas ni golpes), no mejora con analgésicos, inflama las articulaciones, limita la actividad del niño y que, además, lo despierta continuamente por la noche.

Si un niño empieza a quejarse con frecuencia de dolor de piernas, brazos o espalda sin causa aparente y ese dolor no cede, hay que revisarlo.

9. Fiebre persistente de más de diez días sin causa aparente

Es cierto que los niños tienen fiebre cada dos por tres, en especial cuando están expuestos a virus, pero, si esa fiebre dura más de diez días y no hay signos claros de infección como mocos, tos o amigdalitis evidente, es el momento de investigar qué está ocurriendo.

Y, sobre todo, si esa fiebre es recurrente o aparece de manera repetida en un corto periodo de tiempo sin una causa clara, puede ser una señal de que algo más está pasando, como un linfoma o una leucemia.

Ya sabes que la fiebre por sí sola no es preocupante, pero si se alarga sin motivo y se repite resulta imprescindible que su pediatra lo revise.

10. DOLOR DE CABEZA PERSISTENTE Y PROGRESIVO

Si un niño te dice que le duele la cabeza una vez y se le alivia con un analgésico y descanso, no pasa nada. Todos tenemos días en los que nos molesta la cabeza. Pero, si ese dolor es frecuente, va a más o no mejora con analgésicos, es el momento de consultar.

Lo que realmente debe preocuparnos es si el dolor se acompaña de vómitos sin náuseas o, más importante aún, si el dolor es más intenso por las mañanas. A veces, los niños con problemas cerebrales graves se quejan de dolor al despertar, y los vómitos matutinos pueden ser una señal de aumento de la presión intracraneal.

Mito común: «Es por la pantalla, está mucho rato con el móvil». Puede ser, pero los dolores de cabeza relacionados con las pantallas suelen mejorar al descansar la vista. Los dolores que persisten o empeoran con el tiempo necesitan ser evaluados por el pediatra.

Y, sobre todo, si el dolor de cabeza despierta al niño por la noche, hay que investigarlo.

El cáncer infantil es una realidad dura, sí, pero no es invencible. Gracias a los avances médicos, el diagnóstico precoz y los tratamientos especializados, la esperanza ha crecido y sigue haciéndolo. La clave está en reconocer las señales de alerta a tiempo y acudir a centros de referencia con experiencia en oncología pediátrica. Ahí es donde se utilizan los tratamientos adecuados para cada tipo de tumor, los que de verdad funcionan.

Huye de las pseudoterapias y de los milagros de charlatán, porque, cuando se trata de cáncer, no hay atajos. Aunque no todos los niños pueden curarse, la investigación y el acceso a ensayos clínicos internacionales están abriendo puertas que antes ni siquiera existían. Y, si la cura no es posible, los cuidados paliativos pediátricos garantizan que cada niño y su familia reciban el apoyo que necesitan en los momentos más difíciles.

Esto no es cuestión de suerte. Es ciencia, investigación y trabajo en equipo. La formación especializada y la colaboración entre unidades médicas marcan la diferencia. Y, aunque el camino no siempre es fácil, la detección temprana y el tratamiento adecuado pueden cambiarlo todo.

El cáncer infantil no es una sentencia, sino un reto. Y, como todo reto, hay que hacerle frente con lo mejor que tenemos: conocimiento, compromiso y esperanza.

31

ESTO SE ACABA... CON OTRAS 10 CREENCIAS DESCABELLADAS PARA DESPEDIRME

1. Los piojos saltan de una cabeza a otra y solo los tienen personas con mala higiene o el pelo largo.

2. Tiene lombrices por comer chucherías.

3. ¡Tiene una garrapata! Échale vaselina, alcohol o aceite, que con eso se va.

4. Un poquito de vino en la salsa del niño no pasa nada porque se evapora.

5. Para que te suba la leche, tómate una cerveza.

6. Una monedita en el ombligo para curarle la hernia umbilical.

7. Córtale el pelo al cero, que así le sale más fuerte.

8. Si tu hija está con la regla, no puede ducharse.

9. Las manchas en las uñas son por falta de calcio.

10. Para una quemadura lo mejor es echar pasta de dientes.

Antes de despedirme, vamos a repasar otras diez creencias descabelladas que he oído en consulta.

1. Los piojos saltan de una cabeza a otra y solo los tienen personas con mala higiene o el pelo largo

Los piojos ni saltan ni vuelan. No son Spider-Man. Caminan, y lo hacen de cabeza en cabeza cuando hay contacto directo. Y no, no les importa si el pelo está sucio, limpio, largo o corto. Basta de mirar raro a los niños con piojos, que no son sinónimo de dejadez, sino de que juegan con otros (lo cual, en realidad, es una buena señal).

2. Tiene lombrices por comer chucherías

También sabrás que las lombrices no salen por comer chucherías. Que sí, las gominolas pueden ser nefastas para los dientes, pero las lombrices vienen por otras rutas menos dulces: la vía fecal-oral, la higiene deficiente, las manos sucias que van a la boca. Lo otro es puro mito con sabor a regaliz.

3. ¡Tiene una garrapata! Échale vaselina, alcohol o aceite, que con eso se va

¡Nooo! No lo hagas. No le montes un spa a la garrapata. Si la mareas con potingues, puede vomitar dentro de la piel del niño, y ahí es cuando de verdad se complica. La forma correcta de quitarla es con unas pinzas especiales, tirando suave y en línea recta perpendicular a la piel, y, si no sabes o no puedes, consulta. Pero nada de aceite ni colonia ni invocar a los espíritus del repelente. Garrapata fuera, sí, pero de la forma correcta.

4. Un poquito de vino en la salsa del niño no pasa nada porque se evapora

Aunque tu tía diga que «por un poquito de vino en la salsa no pasa nada», el alcohol en las comidas no se evapora por arte de magia. Depende del tiempo, de la temperatura y de otros factores… Y, cuando hablamos de niños, embarazadas o mujeres que están dando el pecho, el único alcohol seguro es el que no está. Fin del misterio. Adiós al chorrito de coñac en la ternera.

5. Para que te suba la leche, tómate una cerveza

El alcohol puede interferir en la producción de leche, alterar el reflejo de eyección y pasar al bebé. Lo del «efecto galactogogo o estimulante de la producción» es más leyenda urbana que verdad. Si quieres que suba la leche, hay otras cosas: contacto piel con piel, succión frecuente, hidratación… y no cerveza. ¿Sabías que la cerveza «sin alcohol» sí lleva alcohol? Ya, suena raro, pero es así. La mayoría de las cervezas etiquetadas como «sin» tienen menos de un 1 % de alcohol (normalmente entre el 0,4 % y el 0,9 %). Y las que se venden como «0,0» también llevan lo suyo: hasta un 0,04 %. Que sí, que es poquito, pero… lo que seguro que no lleva nada de alcohol es el agua.

6. Una monedita en el ombligo para curarle la hernia umbilical

Sí, como lo lees. Para la hernia umbilical, dicen. Como si una moneda de cinco céntimos pudiera hacer milagros y sujetar una pared abdominal. O, peor aún, lo que se hacía antes: ponerle una faja apretada, de esas que alguna vez has encontrado en casa mientras hacías limpieza y has pensado «¿Y esto qué es?». Pues eso, se trata de una solución estética y poco efectiva para algo que, en la mayoría de los casos, se resuelve solo antes de los 4 años. Sin necesidad de convertir a tu bebé en una hucha. Y, si tu peque llega a esa edad y aún la tiene, la cirugía es de las sencillitas, de esas que mis compañeros cirujanos pediátricos hacen con la misma facilidad con la que yo veo un catarro en la consulta.

7. Córtale el pelo al cero, que así le sale más fuerte

Este lo vi en una story de Instagram y no tiene desperdicio. La realidad es que este cambio estético drástico no modifica el cabello de tu hijo, que crece desde la raíz, debajo del cuero cabelludo, y no se entera de lo que pasa en las puntas. Así que, si quieres raparlo por comodidad, adelante. Pero no por este mito.

8. Si tu hija está con la regla, no puede ducharse

A ver. Estamos en el siglo XXI. Ducharse durante la menstruación no solo no está prohibido, sino que es recomendable. La higiene no se va de vacaciones una vez al mes. No hay riesgo de hemorragia ni se corta la regla ni nada parecido. Solo te quedas limpia, relajada… y con una cosa menos en la lista de creencias absurdas.

9. Las manchas en las uñas son por falta de calcio

Si un día ves que tu hijo tiene manchitas blancas en las uñas y alguien te suelta «eso es que le falta calcio» o «seguro que son hongos»,

podrás decirle que no, que eso se llama leuconiquia y es más bien
porque se ha dado un golpe. Nada de falta de calcio ni de hongos.

10. Para una quemadura lo mejor es echar pasta de dientes

¡Por favor! Eso solo sirve para que la quemadura pique, se irrite
y al niño le duela más. Las quemaduras se enfrían con agua. Solo
agua. Nada de pasta de dientes ni mantequilla ni clara de huevo,
como también me han llegado a decir. No estás aliñando una
ensalada, sino intentando aliviar una lesión.

Si has llegado hasta aquí, enhorabuena. Has sobrevivido a un paseo
por fiebres, mocos, erupciones misteriosas, convulsiones, vacunas,
bultos, cacas, vómitos y demás aventuras pediátricas sin perder el
juicio (ni el humor, espero). Eso ya tiene mérito. Pero, además,
deseo de corazón que este libro te haya servido para algo más
importante aún: sentirte con más herramientas y menos miedos.

Ahora sabes que las convulsiones febriles no fríen el cerebro, que el niño no se «traga la lengua» en un desmayo y que
no hay que meterle nada en la boca. Sabes que no todas las manchas rojas son meningitis, pero que, si lo parecen, mejor consultar
que quedarse cruzado de brazos. Que la tos no se corta, que los
mocos no son malignos, que los virus son pesados pero pasajeros.
Que un niño que juega no suele estar tan mal, que la fiebre no es
el enemigo y que el peor consejo muchas veces empieza con un
«Eso en mis tiempos se curaba con…» o «Yo lo hice así con
los míos y no ha *pasao na*».

Quiero decirte algo muy importante antes del adiós: no pasa
nada si dudas o a veces te asustas; si llevas a tu hijo a urgencias y

luego te dicen que se trata solo de un virus o si no recuerdas qué era exactamente el eritema infeccioso o no sabes distinguir una urticaria de una varicela. Este libro no pretendía convertirte en pediatra, sino darte herramientas para no andar a oscuras por ese túnel llamado paternidad. Una linterna con pilas de ciencia, bombillita de sentido común y carcasa de humor. Solo tienes que saber cuándo consultar, a quién preguntar y cómo distinguir el ruido de la información válida. Y, para eso, este libro ha querido ser tu aliado.

Y si además de entender un poco mejor la pediatría te has reído en algún momento…, pues ya me puedo dar por satisfecha. ¡Que el humor también es un gran analgésico!

Tendrás días en los que no te acuerdes de nada de lo que has leído. En los que la fiebre te pille con las defensas bajas y te entren todos los miedos. Es normal. Somos humanos. Pero te aseguro que en algún rincón de tu cerebro (el mismo donde guardas la lista de nombres de los reyes godos y esa cansina pero pegadiza canción de los Cantajuegos) quedará la semilla de todo esto.

Gracias por leer, por confiar, por cuestionar, por buscar entender en lugar de repetir lo que se ha hecho toda la vida. Gracias por ser ese tipo de madre, padre o cuidador que quiere hacerlo mejor. No perfecto, no infalible. Solo mejor. Así que, si este libro te ha ayudado a construir esa linterna, aunque sea chiquitita, ya ha valido la pena.

Y, si alguna vez dudas, recuerda: una madre informada no se deja liar por un cuñado (o al menos no sin dar guerra).

Nos vemos en la próxima consulta, por redes sociales o…, quién sabe, ¡en mi siguiente libro!

María Gascón García
@pediatra_de_pueblo

AGRADECIMIENTOS

A mis editoras Alba y Laura y a la editorial, por pensar en mí y dos años después de aquel primer contacto hacer que este libro sea una realidad.

A mi tribu de amigas y mamis, por aguantar mis pequeños pódcast improvisados sobre maternidad, conciliación y el caos diario de ser madre y pediatra. Por estar siempre ahí para una llamada, una lloradita o una de esas charlas que arreglan el mundo.

A mis pacientes, por regalarme sus historias, contadas a través de los nombres de mi gente. Algunos de los relatos son inventados, pero los nombres los he tomado prestados de quienes me rodean como un pequeño homenaje. Gracias por elegirme para cuidar de lo más valioso que tenemos en la vida.

A mis dos enfermeras, Begoña y Natalia, por enseñarme cada día el papel fundamental de la enfermería. Y, sobre todo, a Natalia, que mucho antes de que la editorial llamara a mi puerta ya lo tenía claro: «Mery, tú tienes que escribir un libro».

A mis compañeros de los centros donde trabajo en Tarancón y en Cuenca, porque un buen equipo marca la diferencia. Quiero realizar una mención especial a sus directoras, también amigas, que no solo dirigen con cabeza, sino también con corazón. Encontrar un equipo así es un regalo, y yo tengo la suerte de haberlo encontrado.

A mi abuelo Julián («Zaca hijo», como firmaba), un hombre con un humor inigualable. Escribió un libro de anécdotas del pueblo con su característico tono guasón y dejó su huella en revistas y periódicos locales. Además, pintaba de maravilla, un talento que heredó mi hermana con los pinceles, y me gusta pensar que yo también heredé algo de él para hacer mis pinitos con las palabras. Estoy segura de que estaría orgulloso de ver estas líneas.

Quiero dedicar unas palabras a las abuelas, y en especial a la mía, Carmen, que, aunque no siempre daba con el remedio mágico, sabía que lo que nunca podía faltar era su abrazo, su calor y, por supuesto, la cama de la abuela, ese refugio perfecto donde todo parecía arreglarse y no era capaz de entrar ningún monstruo.

Gracias a ellas, muchos de los mitos que destierro en este libro siguen vivos, porque sin sus sabias tradiciones… ¡la mitad del contenido no existiría! Hoy en día, veo a mi madre, que sigue perpetuando alguna de esas creencias. Y, aunque a veces me cueste un poco, sé que lo hace con todo el cariño del mundo. Eso sí, no faltan los pequeños truquillos: un bombón por debajo de la mesa para que no me dé cuenta de que les está dando azúcar a los niños mientras le explico que si nos pasamos es perjudicial. Pero, más allá de esos deslices, lo que veo es a una abuela entregada, con el mismo amor y dedicación que nos brindó a mis hermanos y a mí la nuestra.

La sociedad ha cambiado y, si antes cuidar de los nietos era «cosa de abuelas», ahora también es cosa de abuelos. Mis hijos están descubriendo un rol de abuelo que antes apenas existía, y es maravilloso ver cómo ese cariño sigue intacto, pero con una nueva perspectiva.

A mis padres, por estar siempre al pie del cañón, ayudándome con los niños y con todo lo que haga falta. Lo prometo, ¡intentaré no llevar tantos proyectos a la vez! Mi madre siempre me dice: «No renuncies a tus hijos, no te pierdas nada», y cuánto le agradezco esas palabras para no perder nunca el foco de lo que de verdad importa.

A Almu, por estar siempre ahí, primero cuidándome a mí y ahora a mis hijos, a los que quiere (y malcría) como una abuela más. Su cariño y paciencia infinita hacen mi vida un poco más fácil.

A mis hermanos, por los maratones de Harry Potter, los desahogos y las reflexiones compartidas. Porque la familia también es saber entenderse sin necesidad de palabras.

A mi marido, que fue quien me dio el primer empujón para crear Pediatra de Pueblo. Su creatividad y su visión de lo que realmente me apasiona han sido un motor en este camino. No solo me apoya en todo, sino que lo hace con una paciencia admirable (y viendo nuestro ritmo de vida, aún más).

Él no tiene nada que ver con el mundo médico, así que su cara de póquer en nuestras comidas familiares es un espectáculo. Imagínatelo rodeado de sanitarios debatiendo sobre partos y virus como si fuera la final de un mundial, asintiendo con la misma elegancia con la que un gato finge entender álgebra. Pero lo que más admiro de él es su fortaleza, ya que la vida no se lo ha puesto fácil. Le debo muchas risas, momentos de calma en medio del caos y el sentido del humor con el que afrontamos todo. Porque, en nuestra vida, la risa es siempre un remedio infalible, y pase lo que pase sé que siempre nos encontraremos en medio de alguna broma tonta que solo nosotros entendemos. Te quiero.

A mis hijos, Ramón y Jaime. Todo lo que hago es por vosotros. Sois una de las razones por las que volví al pueblo, no soportaba pasar días sin veros o llegar tan agotada de una guardia que no tuviera ni fuerzas para llevaros al parque. Aquí, al menos, los sábados y domingos son vuestros, sin trabajo, sin prisas, sin interrupciones.

Gracias a vosotros, ser madre y pediatra se ha convertido en un tándem único (o un caos absoluto, según el día). Me enseñáis a ver el mundo con otros ojos y a recordar que los días pueden parecer eternos, pero que los años vuelan cuando os veo crecer. También me habéis hecho conocer el miedo real, ese que aprisiona el pecho cuando enfermáis, cuando la fiebre no baja o cuando la incertidumbre se cuela en casa. Y por eso intento explicar todo con la cercanía y la empatía con las que me gustaría que os trataran a vosotros.

Me habéis demostrado que el amor más grande es el que no necesita palabras; está en vuestros abrazos espontáneos, en las risas compartidas y en esa certeza de que, por muchas cosas que haga en mi vida, ser vuestra madre siempre será lo mejor de todo.

Y a ti, lector, porque si has llegado hasta aquí no solo has leído estas líneas, sino que has acompañado cada historia y cada reflexión. Gracias por formar parte de este viaje.